養生導引術

陳師誠 著
李丹 注譯
張廣濤 示範

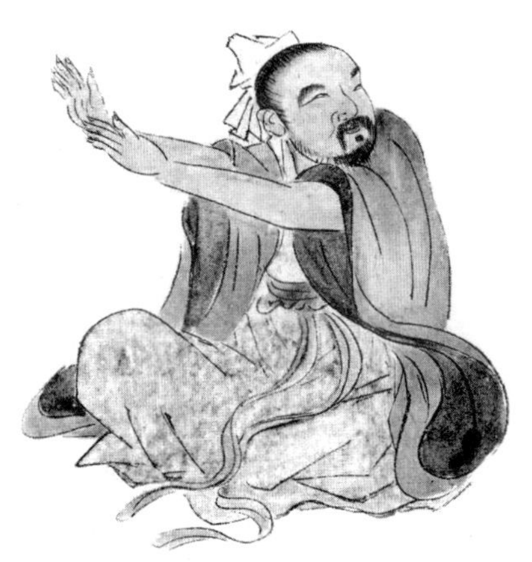

古籍書局
THE ANCIENT WORKS BOOK LIMITED

養生導引術

作　　者：陳師誠 著；李丹 注譯；張廣濤 示範

責任編輯：謙　和

裝幀設計：抱一工作室

出　　版：古籍書局有限公司

香港尖沙咀金巴利道 53 號

E-MAIL：qiandedushu@qq.com

發　　行：香港聯合書刊物流有限公司

香港新界荃灣德士古道 220-248 號荃灣工業中心 16 樓

印　　刷：深圳市精一瑞蘭印刷有限公司

廣東省深圳市龍崗區南嶺龍山工業區 25 號 1-3

版　　次：2025 年 6 月第 1 版第 2 次印刷

定　　價：HK$ 48.00　NT$ 200.00

ISBN 978-988-71084-5-0

Published in Hong Kong, China

前言

隨著當今社會節奏的加快，人們對健康的關注也日益明顯，很多人開始從環境、飲食、作息等方面進行調整，以求讓自己有個更為健康的體魄。這確實有一定作用，但更多人可能沒想過這樣一個問題，那就是在自己的生活中，是不是還要融入一些簡單易行，隨時可以習練，且對身體大有益處的養生方法呢？其實不管我們是否想到，這都與我們每個人息息相關。

民國時期康健書局就曾出版過一本書，正可

滿足我們對這種既簡單又行之有效的養生方法的需求，那就是陳師誠先生的《養生導引術》。此書如一股清泉，為當時的人們提供了一條通往健康的便捷之路，即便拿到今天，對於我們依然大有益處。

導引術，起源於上古時期，經過數千年的發展完善，已成為一種獨特的養生文化。早期人類的生活條件是非常艱苦的，常因惡劣環境的影響而致病，那個時候導引術就是用來袪病的。導引術是「導」與「引」相結合的一種養生術，即「導氣令和，引體令柔」，以此達到強身健體的目的。在《莊子》《呂氏春秋》《黃帝內經》《引書》《行氣玉佩銘》等著作中都對其有過相關記載。它融合了陰陽五行、臟腑經絡以及氣血理論等內容。

當今關於導引術的書籍也是林林總總，讓人

不知如何選擇。但陳師誠先生的《養生導引術》一書卻略有不同。在這部著作中，先生既有對古人智慧的傳承，同時又把自己通過真修實練所得出的獨到見解，以樸實的文字展現在我們面前，為我們提供了一套簡單易行的實用養生法。旨在讓我們達到外強肢體、內和臟腑、暢通經絡的效果。同時也讓我們知道，養生不僅是一種可以真正落地的生活方式，更是一種對自然規律的順應。這本書不僅是一部養生專著，同時還是一部弘揚中華傳統文化的寶典。

在緒論中，先生開篇就為我們指出了養生的重要性，他指出「治病於未病之先」是攝生的關鍵，而這正是我們大多數人容易忽視的。現代很多人都是真正病了才想著趕緊治療，趕緊養生；而在這之前，根本不會顧及身體，更有甚者，身體發出信號提醒了都無動於衷，著實讓人歎息。

而作者正是懷著利民濟世之心而為我們傳授卻病養生之法，將千古不傳之秘毫無保留地呈現出來，為我們開啟了一扇健康長壽之門。為此他秉筆直書，毫無隱瞞，將其歷經十餘年研究參訪所得的全訣呈現給世人，我們何其有幸能看到此書！

本書以為普通人傳授導引法為主，因此詳於功法而略於原理，力求讓閱讀之人卻病延年、自然康壽。所述養生方法共分三步：初步為外功，中步為內運，末步為補虧。先生特別強調，習者需循序漸進，萬不可躐等以求。

先生在「外功」中對擇地、飲食、排濁、降火、擦面、鳴鼓、叩齒、運目、托天、開工、灑腿、按摩、擦腰、呼吸等方法進行了細緻的講解，不同於坊間流傳的各種養生方法，也有別於體育家鍛煉筋骨的方式。雖簡單易行，卻可疏通經絡，掃除痰火，同時讓氣血暢行無阻，可令習者收到事半功倍的效果。

接下來的「內運」章又對行氣及導引等道家秘寶做了講解，讓卻病養生變得更為輕鬆。先生的大愛之心真是讓人不能錯過，先生所述之珍寶更須仔細收藏。

先生又說：「常人為衣食所趨，為聲色貨利所誘，七情動於中，六欲擾於外，元氣暗虧，精神日耗，而不自知。年未老而先衰者，比比皆是也。是故心計愈工，壽命愈短。」看到這段文字就知道大愛的先生要為世人講述補虧之法了。那些精氣已虧、身體衰弱而又不知如何來補者真是有福了！因為這是「虧者補而足之，轉衰弱為健全之秘法也」。雖說秘法，但經先生娓娓道來也不覺有何困難，只需將「握固、冥心、守竅、逆流、開關、歸爐、温養」之法用起即可。

看到這裏，也許您會說：像我這樣對導引法一無所知的小白，能習練嗎？

為此，我要告訴您：看似玄奧難懂的大道，已被先生講得如此曉暢明白，還有何懼？更何況此書又在民國版只有原文的基礎上進行了「深加工」，對一些疑難辭彙做了注釋，又增加了白話翻譯，並配以視頻講解，相信定會讓您在無障礙閱讀中收穫頗豐的。

當然，由於編者水平有限，在編譯過程中雖得到諸多老師的指導，也難免會有所疏漏，還望讀者不吝賜教。

目 錄

緒 論

醫所以治病，不病惡用醫?病而求醫，未能必愈。即愈，亦已痛苦飽嘗。故治病於已病之後，曷若治病於未病之先?此攝生之所以重也。作者抱利民濟世之心，傳卻病養生之術，□千古不傳之秘，開康健壽考之門。秉筆直書，毫無隱秘。所願華胥族類，同登壽域。至於文字之工拙，非所計也。

【譯文】

醫生的作用是治病，如果沒有病，哪裏還需

要醫生呢？病了再去找醫生，也未必能夠治愈。即使治愈了，也已飽嘗痛苦。所以，生病後再去治療，哪比得上未生病時就先預防呢？這就是養生之所以重要的原因。作者懷着利民濟世之心，傳授卻病養生之法，展露千古不傳之秘，開啟健康長壽之門。他秉筆直書，毫無隱瞞。只願我們華夏民族之人，一同享有人人得盡天年的太平盛世。至於文字運用的工巧還是樸拙，就非作者所考慮的了。

中醫宗《內經》①，而《內經》罕言方藥。湯液治病，始於伊尹②，至漢張仲景③始集其大成。《內經》之所重者，爲攝生，爲針灸，爲按摩。醫者畏其難而略之，僅致力於方藥，其術於是失傳。《內經》出岐伯④、黃帝⑤之手，黃與老並稱。故《內經》攝生之秘，唯老氏⑥得其眞傳。讀

《道德》《關尹》《黃庭》[7]諸經，可以爲證。降及後世，遂爲道家心口相傳之秘密寶藏。拳術家得其大概，演成《易筋經》《八段錦》等種種功法。惜其宗旨不同，而亦未肯盡洩也。故此術之形諸筆墨，盡情吐露者，實自本書始。

【註釋】

①《內經》:《黃帝內經》的簡稱。黃帝、岐伯等以問答的形式寫成，是我國現存最早的一部醫著，成書約在戰國時期，其內容包括較長時期的多人作品。書中以醫藥理論為主，兼及針灸、方藥的治療。

②伊尹：商初著名政治家、思想家、中醫藥學家。

③張仲景：東漢末年著名醫學家，被後人尊稱為「醫聖」。

④岐伯：中國上古時期最有聲望的醫學家，後世尊其為「華夏中醫始祖」「醫道鼻祖」。

⑤黃帝：古華夏部落聯盟首領，五帝之首，被尊祀為「人文初祖」。

⑥老氏：指老子，道家學派創始人。

⑦《道德》《關尹》《黃庭》：分別指《道德經》《關尹子》《黃庭經》，都是道家經典。

【譯文】

中醫尊崇《黃帝內經》，但《黃帝內經》裏卻很少提及具體的藥物和方劑。用湯液治病的做法始於伊尹；直到漢朝，張仲景才將此法發展到極致。《黃帝內經》所重視的，是養生、針灸及按摩。醫者因為太難而將其忽略，僅致力於藥物和方劑，所以此術就失傳了。《黃帝內經》出自岐伯和黃帝之手，黃帝與老子齊名。因此，《黃帝內經》中關於養生的秘密，只有老子一派得其真傳。讀《道德經》《關尹子》《黃庭經》等經典，可以為證。到了後世，這些就成了道家心口相傳的秘密寶藏。拳術家們得到了其中的大概，便演化出《易筋經》《八段錦》等各種功法。可惜因為他們的宗旨不同，也沒能將其完全展露出來。因此，將這些技法訴之於筆墨，完全披露出來的，實際上是從這本書開始的。

本書爲普通人說法，故詳於功法，而略於原理。蓋此術理由，非常深奧，非熟讀《內經》，對於人身組織、臟腑部位，以及種種生理作用、氣化流行，了如指掌者，未易領悟也。古之養生家，得訣而行，已享康健壽考之效，而終其身僅知其當然，而不知其所以然者，比比皆是也。近世歐化東漸，對於生理解剖，不厭求詳，足以補

《內經》之所不足。合而參之，說明似較容易。然亦非數萬言之所能盡，抑亦非盡人之所能解。故僅於總論篇中，略陳梗概，不復詳言也。至於功法，則不厭求詳者，欲使讀吾書者，皆可依法而行，共證康健壽考之果也。譬諸醫者治病，處方給藥，已盡其職，更不必將用藥理由與藥品性質爲病家詳述也。

【譯文】

本書主要是為普通人講解的，所以它在功法的介紹上很詳細，而對於原理的講解卻相對簡略。這是因為此法的理論原理非常深奧，除非你熟讀《黃帝內經》，對人體組織、臟腑部位，以及人體的各種生理作用、氣血運行等了如指掌，否則很難領悟其中之妙。古代的養生家，得到了修煉的秘訣並且進行實踐，已經享受到了健康長壽的好處，但他們中有很大一部分人一輩子都只知其然，而不知其所以然。近年來，西方文化逐漸傳入東方，人們對生理學和解剖學的研究越來越細緻，足以彌補《黃帝內經》在這些方面的不足。若將二者結合起來參照對比，或許能更容易解釋一些。但即便如此，要將這些理論細述清楚也不是數萬言就能說盡的，也不是所有人都能理解的。所以，只在總論部分做了簡略概述，沒有進一步展開細說。至於修煉方法，則力求講解詳細，目的是讓讀這本書的人都能依照方法去實踐，共同達到健康長壽的目的。這就如醫生為病人治病一樣，只要開方給藥，就已盡到了自己的職責，不必再向病人詳細解釋用藥的理由和藥品的性質了。

（一）本書以卻病延年、自然康壽爲宗旨。

故書中所述，均不離此旨，所修皆色身上事。至於百尺竿頭，更進一步，種種上乘功法，均未收入，以符本旨。蓋上乘功法，卽道家所謂「丹訣」，非於心性上下過苦功者，不能行也。雖言奚益?

【譯文】

（一）這本書以消除病痛、延長壽命以及追求自然的健康長壽為宗旨。因此，書中所述內容均不離此宗旨，所修煉的也都是與身體相關的內容。至於已達很高境界，想要追求更進一步的人，那些上乘功法，均未收錄，以符合本書的宗旨。因為這些上乘功法，也就是道家所說的「丹訣」，如果不是在心性上下過苦功的人，是無法修煉的。即便說了，又有何益處？

（二）書中所述養生方法，計分三步：初步爲外功，中步爲內運，末步爲補虧。學者宜先習外功，後及內運，萬勿躐等①以求。苟能於初中二步，勤行不懈，已可收卻病健身之效。若補虧一步，乃延年益壽之事，雖不能必責以返老還童，而壽享期頤②，可操左券③。老年人行之，目眊④可以重明，耳聾可以復聰，精神矍鑠，無異壯年。此皆實驗之談，非虛語也。

【註釋】

①躐等：越級；不循原有序列。

②期頤：一百歲。

③操左券：古代契約分左右兩片，雙方各執其一，作為憑據，左券由債權人收執，右券由債務人收執。但亦有相反之說。「操左券」比喻事成有把握。

④目眊：目不明貌。

【譯文】

（二）書中所講述的養生方法，共分三步：第一步是外功，第二步是內運，第三步是補虧。學者應先學外功，再學內運，千萬不要急於求成，跨越步驟修煉。如果能在前兩個步驟中勤奮不懈地練習，就已能收到消除病痛、強身健體的效果了。至於補虧這一步，是延年益壽之事，雖不能保證一定會讓人返老還童，但是活到百歲高齡，卻是可以期待的。老年人如果練習這些方法，眼花可以重明，耳聾可以復聰，精神矍鑠，與壯年無異。這些話都是經過實驗的，並非虛言。

(三)補虧功法，以虛心爲最要。老子所謂

「虛其心，實其腹，吾以觀其復」，卽此義也。故行功之際，首重虛心。若心不能虛，雜念紛起，則非徒無益，而又害之，不如不行之爲愈也。虛心方法，本書冥心、守竅、防弊三章內，言之綦詳。而入手之初，又以心息相依爲最便捷。蓋心動外馳，何能靜定?靜且不能，遑論夫虛?孟子曰:「學問之道無他，求其放心而已矣。」心依於息，自不外馳。故心息相依者，收放心之方便法門也。放心既收，然後能定；定而後能靜；靜而後能虛。初學之時，必覺心神煩惱，氣塞不舒，不妨勉強而行之。日久功深，自能靜定。無窮妙境，悉現眼前。其樂融融，有非南面王之所能易者，更無所謂苦矣。

【譯文】

（三）補虧功法，最關鍵的是保持內心的寧

靜與空無雜念。老子所說的「使心靈虛空，令腹部充實，我以此來觀察萬物的循環往復」，就是這個意思。所以在練習這些方法時，首先要重視的就是讓內心保持寧靜與空無雜念。如果內心不能保持寧靜，雜念紛起，那麼不但無益，反而還有害處，還不如不練習的好。關於如何保持內心寧靜的方法，在這本書的「冥心」「守竅」「防弊」三章裏，講述得非常詳細。剛開始練習時，最便捷的方法是讓心與呼吸相互依存。如果心動外馳的話，又如何能做到寧靜安定？連靜都做不到，又何談內心的空無雜念？孟子說：「學問之路沒有別的，就是把丢失的本心找回來罷了。」心如果能依附於呼吸，自然不會外馳。所以心息相依，是找回丢失本心的方便法門。本心收回後，才能安定；安定後才能平靜；平靜後才能達到內心的空無雜念。初學時，定會覺得心神煩燥，氣息不暢，不妨勉強自己堅持下去。時間久了，功夫就會逐漸加深，自然能夠達到寧靜安定的狀態。這時，無窮妙境就現於眼前了。那種內心的愉悅和滿足，就算拿王位來換都不肯答應，更無所謂會感到辛苦了。

（四）本法傳自道家，實卽《內經》攝生之秘要。作者以十餘年之心血，研究參訪，不遺餘力。迭遇高明，始得全訣。證以靈素[①]及丹家之書，若合符節。復參以近代西人生理學說，亦可會通而無牴觸。猶不敢自信，復身體而力行之，其效咸見，方敢著成專書，公諸同好。非道聽途說者所可比擬也。

【註釋】

①靈素：指《黃帝內經》中的靈樞、素問兩篇。

【譯文】

（四）本法傳自道家，實際上就是《黃帝內經》中養護身體、維持生命活力的秘要。作者花費十餘年心血，不遺餘力地研究參訪。在此過程中，多次遇到高人，最終才獲得完整口訣。他將這些口訣與《黃帝內經》中的靈樞、素問篇以及道家煉丹的書籍進行對照驗證，發現它們的吻合度就如符節一般。作者又參考了近代西方人的生理學説，發現此法也可與之融會貫通而無任何牴觸。儘管如此，作者仍不敢輕易相信，於是又身體力行，親身體驗到這個方法的效果，這才敢把它寫成專著，公之於眾，分享給有相同愛好的朋友們。這個可信度可不是道聽途説者所能比擬的。

（五）古代養生方法之散見於丹經道籍者，

不一而足。惜其東鱗西爪[1]，或則秘母言子，或則故用隱語，無統系之可言，使讀者如墮五里霧中，茫然莫知其所指。而其微言精義，實有未可厚非者。本書以傳法爲宗旨，故凡古人口口相傳之秘訣，不肯筆之於書者，則言之唯恐不詳；若已爲古人所道及，而其言又精確不磨者，則卽採用古人文字，不復以己意爲之增改。總以明白曉暢爲主。至於採用何家著作，不復註明者，非敢掠美也。蓋本書本非以文字見長，但恐法之不眞，不計文之工拙。古人卽我，我卽古人，不拘拘以形跡論也。

【註釋】

①東鱗西爪：原指畫龍時龍體被雲遮住，只是東邊畫一片龍鱗，西邊露一隻龍爪，不見龍的全身。比喻零星片段的事物。

【譯文】

（五）古代散見於丹經道籍中的養生方法，不勝枚舉。然而，這些養生方法往往如東鱗西爪般零散不全，有的不言根本只講些細枝末節，有的則故意使用隱晦之語，無完整體系可言，使讀者如同墮入五里霧中，茫然而不知其所指。儘管如此，這其中所蘊含的微言精義，確是無可厚非的。本書以傳承養生之法為宗旨，因此對於古人口口相傳，卻不願以書面形式記錄下來的秘訣，在闡述時唯恐不夠詳盡；而對於那些古人已經闡述過，且語言精確又經得起時間考驗的內容，則直接採用古人的文字，不再以個人的理解對其進行增改。總體而言，本書以明白曉暢為主旨。至於採用哪家著作，在引用時沒有一一註明的，並不是有意掠人之美。因為這本書並非以文字見長，而是擔心所傳授的方法不夠準確，因此在編寫時並未過分計較文字是否優美。古人就如同我自己，我自己也如同古人，不應拘泥於表象來評判。

(六)學無止境，道豈有窮?此集思廣益之所以尚也。同志催促，倉猝成書，掛漏[1]謬訛，知所難免。倘蒙海內博雅君子，正其謬誤，匡其不逮，俾神州學術，重放曙光，斯道昌明，同登壽域，不特作者之幸，抑亦社會之幸也。

【註釋】

①掛漏：「掛一漏萬」的略語。指事多而疏忽遺漏；形容說得不全，遺漏很多。

【譯文】

（六）學無止境，道豈有窮？這正是我們崇

尚集思廣益的原因。此書在同志們的催促下倉促完成，難免會有遺漏、錯誤和不妥之處。若能得到國內博雅君子的指正，糾正我的錯誤，彌補我的不足，讓中華學術重放曙光，使道學更加昌明，讓人人都能得盡天年，那將不只是我的榮幸，或許還是整個社會的幸運啊。

第一章 總論

掃一掃
看視頻講解

人身氣血，日夜週流，但須兩得其平。一有偏勝阻滯，即生疾病。心主血，腎主氣，心腎相交，水火既濟，氣血調和，禦外邪之侵，固臟腑之氣，康健之基，實建於此。

【譯文】

人體的氣血，日夜不停的循環流動，但須保持平衡。一旦失去平衡或出現阻塞不通的情況，就會引發疾病。心臟負責主管血液，腎臟負責主管氣，當心腎協調作用時，就像水火相濟一樣，氣血得以調和，能夠抵禦外來邪氣的侵襲，鞏固臟腑之氣，健康的基礎其實是由此建立的。

心體上圓下尖，形如牛心。其上周圍，有夾膜膏油包裹，卽包絡也。包絡上爲心系，連於肺系，皆着於頸下。其系膜網，遂循腔子而至胸肋盡處，則爲膈。膈下爲中焦之膜油，又下則爲下焦。心中脈管，通於上下內外者，皆是從包絡之膜油而行達也。心空如囊，有兩房。左房遞血出，行周於身，血色變紫，復返於肺，得口鼻呼吸之氣以滌之，還爲赤血，乃從心右房以入。其左右開闔起落不休，周身之脈，應之而動。

【譯文】

心臟上圓下尖，狀似牛心。它的上部周圍被一層夾膜和油脂包裹着，就是包絡。包絡的上部連着心系，心系又與肺系相連，它們都附着於頸下。這些系膜網絡一直延伸到胸腔的肋骨盡頭，形成膈。膈下是中焦的膜油，再往下就是下焦了。心臟中的脈管，無論是通向身體上下內外，都是通過包絡的膜油來輸送血液的。心臟內部空空如囊，有兩個心房。左心房負責將血液輸送到全身，血液在全身循環後顏色變紫，然後返回肺部，通過口鼻呼吸之氣對其清洗後，血液再次變為紅色，然後從右心房進入心臟。左右心房持續不斷的開合起伏，全身的脈搏也隨之而跳動。

飲食入胃，得脾胃津液之消化，而成汁液。其渣滓則下入小腸，液汁從胃絡上行於肺，其色白，上交於心，得心火之化，而成赤血。《靈樞經》謂中焦泌糟粕，蒸津液，化其精微，上注肺脈，乃化爲血，卽此義也。

【譯文】

食物進入胃後，經過脾胃津液的消化，變成汁液。其中的渣滓則進入小腸，液汁則從胃絡上行到肺部，顏色為白色，它們與心臟相交，經過心火的轉化，變成紅色血液。《靈樞經》中提到的中焦分泌糟粕、蒸化津液、將其精微部分上輸到肺脈，於是化為血液，就是這個意思。

腎形如豆，居背脊十四椎下，左右各一枚。中有油膜一條，是爲腎系，貫於脊中，以通髓道，名曰命門，爲人身生氣之根。從此系生出膜網，周於上下，名曰三焦。三焦根於腎系，生出油網，連接大腸之前，膀胱之後，中間一個夾室，是爲胞宮。道家謂之丹田，與膀胱只隔一層。

【譯文】

腎臟的形狀猶如豆子，位於背部脊椎第十四節椎骨下方，左右各一枚。腎臟中間有一條油膜，叫做腎系，它穿過脊中，用來連通脊髓通道，被稱為命門，是人身生命力的根源。從這裏生出膜網，遍布全身上下，被稱為三焦。三焦的根基在於腎系，它生出油網，連接着大腸的前端和膀胱的後端，中間有一個夾室，就是胞宮。道家稱之為丹田，它與膀胱只隔着一層。

凡人飲水，從胃中散出，走油膜，歷腎中，兩腎將水滴瀝，然後從油膜入下焦，滲入膀胱。呼吸之氣，入肺歷心，引心火從背後氣管而至胞中。胞中與膀胱相連，胞中之陽熱，遂薰蒸膀胱之水，化而爲氣，透出膀胱，亦歸胞中。故胞中亦名氣海。此氣循臍旁之氣街穴，上胸膈而出於肺，是爲呼出之氣。其從油膜四達者，則走肌肉，出皮毛，是爲衞外之氣。

【譯文】

人們喝水後，水從胃裏散開，經過油膜，到達腎臟，兩腎會對水進行過濾，然後再從油膜進入下焦，滲入膀胱。呼吸進來的空氣，進入肺部，經過心臟，再引導心火從背後的氣管到達胞中。胞中與膀胱相連，胞中的陽熱之氣就會熏蒸膀胱中的水，使其化為氣，這些氣透出膀胱，也回到胞中。所以胞中也被稱為氣海。這些氣會沿着肚臍旁的氣街穴，上升到胸膈，再從肺排出體外，就是呼出的氣。而那些從油膜向四面八方擴散的氣，則會行至肌肉裏，再從皮膚毛髮排出，這就是衞外之氣。

皮毛之內有肥肉，肥肉裏、瘦肉外，夾縫中有油網，名腠理。腠理卽三焦之所司，以其從內油網透出而生此膜腠。內外油網，同是一物，油網卽三焦也。油網不利，則水道不通；膜膈滯塞，則胸前痞結。衞皮毛，溫支體，出聲音，充臟腑，只此一氣而已。

【譯文】

在皮毛之內有肥肉，肥肉裏面、瘦肉外面的夾縫中有油網，名為腠理。腠理歸三焦管轄，因為腠理是從內部油網透出來形成的膜腠。內外的油網，其實是同一種東西，油網就是三焦。油網不暢，水道就會不通；膜膈阻塞，胸前就會感覺痞結不適。保衞皮毛，温暖肢體，發出聲音，充盈臟腑，只靠這一股氣罷了。

總之，心主血脈，腎主元氣。血爲營，營行脈中；氣爲衞，衞行脈外。營以爲守，衞以爲禦。營統於肝，衞統於肺，而其根則皆在心腎。《內經》云：「腎藏精。」精雖□腎爲主，實則合心血之所化。督脈主人身元陽之氣，從命門下至胞宮，化而爲水。胸前任脈與太衝脈，導心血下入胞中，與水相合。女子氣從血化，是成月信；男子血從氣化，由此生精。其精之內斂者，則返至腎系，入於脊中，是生骨髓，上至於腦，而爲髓海。腦開七竅④，與天氣通。故腦髓者，人身元氣之主宰也。

【譯文】

總的來說，心主管血脈，腎主管人體元氣。血是營養身體的，在血脈中循行流動；氣則有保護作用，在血脈外運行。血以守護為主，氣以防禦為主。血的運行由肝來統領，氣的運行則由肺來統領，但它們的根本都源於心、腎。《黃帝內經》上說：「腎儲藏精氣。」雖然精氣主要由腎儲藏，但實際上它是由心血轉化而來的。督脈主管人體元陽之氣，從命門穴開始，向下延伸到胞宮，在那裏轉化為水。胸前的任脈和太衝脈，則引導心血下行到胞中，與水相合。女子體內，氣隨血轉化，從而形成月經；男子體內，血隨氣轉化，從而生成精。精中內斂的部分會返回到腎系，進入脊中，從而生成骨髓，骨髓向上到達腦部，形成髓海。腦部開七竅，與自然界的氣息相通。所以腦髓是人體元氣的主宰者。

是故，氣血平衡，週流無礙，則百病不能侵，寒邪不能襲，身心有不康健者乎?世之體育家，僅知運動其體膚，而不知清利其氣血流行之路，尚能收偉大之功效，況加以開通經絡、聚氣固精之妙法乎?故能依我法而行者，必能收身心康健、壽享期頤之效。即體素衰弱，且有夙疾者，按法行之，亦能於最短之時期中，使百病消除，體質強壯也。

【譯文】

因此，如果氣血平衡，周流無礙，就會百病不侵，寒邪之氣不能侵襲，身心哪還有不康健的呢？世上的體育家，只知道運動他們的體膚，卻不知清理他們氣血流通的通道使其順暢，即便如此還能收到偉大的功效，更何況再加上打通經絡、聚氣固精的妙法呢？所以能依照我的方法去做的人，必能收獲身心健康、壽享百年的效果。即使身體素來虛弱，並且有舊疾的人，按照這個方法去做，也能在最短的時間內，使百病消除，體質變得強壯。

此法乃古道家養生之祕法，得者每閉口深藏，視若枕中之寶，不肯妄授於人。作者以十餘年之研究參訪，始得全訣，不敢自祕，公開傳授，志在壽世利民，非敢自炫其能也。謂予不信，請一試之。

【譯文】

此法是古代道家用來養生的秘法，得到這個方法的人往往閉口不談、深藏不露，將它視作枕中之寶，不肯輕意教與他人。作者經過十多年的研究參訪，才得到此法的全部秘訣，不敢私藏，而是選擇公開傳授給大家，志在造福世人利益百姓，並不是為了炫耀自己的能力。如果你認為我的話不可信，那就請試著用用這個方法吧。

第二章 外功

掃一掃
看視頻講解

此法與坊間所傳種種養生方法不同，與體育家鍛鍊筋骨者亦異。其事簡而易行，收效神速。其目的在於開通經絡，掃除痰火，使氣血得以流行無阻。法分二十四節，茲分述如後：

【譯文】

此法與坊間流傳的各種養生方法不同，也有別於體育家鍛煉筋骨的方式。它簡單易行，卻收效神速。其目的是疏通經絡，掃除痰火，讓氣血能夠暢行無阻。此法共分二十四節，下面分別進行描述：

第一節 擇地

行功宜設靜室，室內不可多置玩好，以亂心目。窗宜常開，使空氣清潔。遇疾風暴雨則閉之，防受邪也。諺云：「工欲善其事，必先利其器。」此節亦頗重要。唯爲環境所限者，可以不必拘泥，卽於臥室行之，亦無不可。

【譯文】

練習此功最好選擇一個安靜的房間，室內不宜擺放太多的玩物或飾品，以免分散注意力。窗户應常開，以使空氣保持清新。若遇狂風暴雨天氣則應關上窗户，以防受到風寒等邪氣的侵襲。俗話説：「工匠若想做好工作，必先把他的工具打造鋭利。」所以，此節也是頗為重要的。不過，如果受到環境的限制，也不必過於拘泥，即使在臥室裏練習也沒甚麼不可。

第二節 飲食

飲食爲養命之原，亦爲致病之本，養生家不可以不愼。食不可過飽，過飽易於積滯而致病，老年人尤宜注意。食品以多食菜蔬爲佳。蓋食物所以補我身營養料之所不足，魚肉等血肉有情之物，其中所含原質，多爲我身所固有，非若植物菜蔬中所含者，多爲我身所缺少者也。食以補缺，今不補其缺，而反增加其所固有者，其無益也明矣。此理近世中西醫學家及衞生家言之甚詳，故不多贅。總之，味宜淡薄，食不可過飽，食品宜多用菜蔬，能屏除葷腥者尤佳。食後宜摩腹數十次，緩步百餘武①，能端坐冥心片刻尤妙。

【註釋】

①武：古時以六尺為步，半步為武。

【譯文】

飲食是保養生命的源泉，但也可能成為致病的根源，因此養生家對此不可不謹慎。吃飯不可過飽，過飽易使食物積滯而導致疾病，老年人尤其要注意這一點。在食品選擇上，以多吃蔬菜為佳。因為食物主要是用來補充我們身體所需營養的，而魚肉等動物性食物中所含的營養成分，大多是我們身體已有的，不如植物性蔬菜中所含的營養成分，多是我們身體所缺少的。所以，飲食應以補充身體所缺為主，如今不去補充所缺，反而增加身體原本就有的，顯然是沒有益處的。這個道理近代的中西醫學家和衛生專家都已講得很詳細了，因此不再贅述。總之，飲食宜清淡，不應吃得過飽，食物中應該多吃蔬菜，若能避免葷腥食物就更好了。飯後宜按摩腹部幾十次，再緩緩走上百餘步，若能端坐靜心片刻，那就更妙了。

第三節 排濁

晨起之時，胸多濁氣，滯於胸中，其弊實

多。一覺卽起，擁衾端坐，肩背聳直，閉目定心。先以溫水漱口，呵出濁氣三口，使內腑濁氣盡情排泄。呵氣只三口已足，不必過多。

【譯文】

晨起之時，胸中多有濁氣，阻滯不暢，造成很多弊端。因而，醒後應立即起身，擁被端坐，肩背挺直，閉目定心。先以温水漱口，隨後呵出三口濁氣，使體內臟腑之濁氣得以充分排泄。呵氣三口已足夠，無須過多。

第四節 降火

舌下有二竅，名爲玄膺，一通心，一通腎。

舌抵上齶，則玄膺竅開，心腎之氣自後上升，津液自然滿口。津液少者，可以舌攪之，其液自出。攪畢，仍抵上齶，然後將此液分三口嚥下，微微以意送入小腹下丹田。此液道家名爲華池神水，借神水之力，降五臟之火，縱有虛火，可以自然下降矣。

【譯文】

舌下有兩竅，名為玄膺，一竅通心，一竅通腎。舌抵上齶，則玄膺之竅打開，心腎之氣自後冉冉上升，口中津液自然盈滿。若津液稀少，可以舌輕攪，津液自出。攪畢，舌尖仍抵於上齶，而後將此津液分三口緩緩嚥下，並以意念微微引導，將其送入小腹下的丹田處。此津液在道家被稱為「華池神水」，借神水之力，降五臟之火，縱有虛火上升，也能自然下降了。

第五節 擦面

嚥津之時，用兩手相搓，使其發熱。熱後，即以兩手摩擦鼻之兩傍，然後兩目、兩耳、面上、天庭，以及前後髮際，逐漸摩擦，務使均勻。擦時呼吸之氣，須微微出納。此法可使人神清氣爽。

【譯文】

嚥津液時，先以兩手相互搓擦，使掌心發熱。熱後，便用兩手摩擦鼻子兩側，然後至兩眼、兩耳、面上、天庭，以及前後髮際，逐漸摩擦，務使每一寸肌膚都得均勻受熱。擦面時，呼吸之氣需保持輕微出納。此法可使人神清氣爽。

第六節 鳴鼓

用兩手掌掩耳，手指撫於腦後，然後用食指加於中指之上，微微用力下彈，指着腦後枕骨，耳中必作聲如鳴鼓，故名鳴天鼓。鳴鼓之時，必俯其身，俯身而鼓，所以使身中元神陽氣自背上達。道家所謂乘槎達漢，卽此法也。兩指彈一次爲一鳴，每次行功，鼓鳴二十四下。武當許師云：「天鼓不鳴者，三日必死。」所謂不鳴者，卽彈之無聲也。此法能袪耳鳴。

【譯文】

用兩手掌心掩住雙耳，手指輕撫於腦後，然後將食指輕搭於中指之上，微微用力向下彈，指尖觸及腦後枕骨時，耳中必會響起如鳴鼓般的聲響，故名「鳴天鼓」。鳴鼓之時，身體定要微微前傾，俯身而鼓，意在引導體內元神陽氣自背部上達。道家所說的「乘槎達漢」，即為此法。兩指每彈一次為一鳴，每次行功，應鼓鳴二十四下。武當許師曾言：「天鼓不鳴者，三日必死。」所謂不鳴，即彈之無聲。此法能袪除耳鳴之症。

第七節 叩齒

叩齒者，上下齒相擊也。法以舌抵住上齶，

上下齒相擊三十六下。蓋舌爲心苗，舌抵上齶，則心神便隨之而上注。齒爲筋骨之餘，擊之可以活動周身之筋骨也。三十六之數，亦不必拘泥。

【譯文】

叩齒，即上下牙齒相擊。做此法時，以舌抵住上齶，上下齒相擊三十六下。因為舌為心之苗，舌抵上齶，心神便隨之而向上流動。齒為筋骨之餘，叩擊牙齒可以活動周身的筋骨。對於叩齒三十六下這個次數，也不必過於拘泥。

第八節 運目

先將雙肩各扭二十四扭，將兩手安置膝上，

搖動其頭，以兩目隨左右二肩，各看二十四次。此法須與扭肩同時行之，蓋扭肩搖頭，所以運動上半身之經絡、血脈。營統於肝，肝開竅①於目，目光所至，氣血隨之，故能通周身之氣血也。

【註釋】

①開竅：指五臟的精氣分別通達於五官，使其具有視覺、聽覺、嗅覺、味覺、感覺等功能。

【譯文】

先將雙肩各自扭動二十四次，然後將兩手置於膝上，開始搖頭，同時用兩隻眼睛隨着左右兩肩的扭動，各看二十四次。這個方法必須與扭肩的動作同時進行，因為扭肩和搖頭可以運動上半身的經絡和血脈。營氣由肝來統領，而肝開竅於眼睛，所以目光到哪裏，氣血就會跟隨到哪裏，因此這種方法能夠疏通全身的氣血。

第九節 托天

兩手握拳，輕徐上舉，伸直後，將手放開，手掌朝天，微微用力，如託物然。隨即徐徐下降，仍置膝上，如原狀。其起也緩，其落也亦如之。舉三次或五次均可，總以骨節通暢，不致氣粗爲要。舉手時用鼻吸氣，用意貫至十指，放下時將氣微微呼出。

【譯文】

雙手握拳，輕緩地向上舉起，直到伸直後，將手放開，手掌朝天，微微用力，好似托着重物一般。隨即將手緩緩放下，仍置於膝上，保持原狀。舉起時動作要緩慢，放下時也一樣。這個動作做三次或五次均可，關鍵是讓骨節通暢，勿令呼吸急促。舉手時用鼻子吸氣，並用意念將氣息引至十指，手放下時將氣微微呼出。

第十節 開弓

開弓者，兩手平肩，作開弓狀也。左右各開一二十次，開時須平心靜氣，不可過於用力，能閉氣尤妙。兩目凝視指尖，隨手而動，勤行不懈，能瀉三焦之火。

【譯文】

開弓時，兩手與肩平齊，作開弓狀。左右各做一二十次，做時要平心靜氣，不可過於用力，若能屏住呼吸就更妙了。雙目凝視指尖，隨着手的動作而移動視線。勤行不怠，能瀉三焦之火。

第十一節 灑腿

起身緩行數十步，退而坐，擺扭我腰，十次或十五次。然後伸縮兩腿，如擺腰之數，使骨節通暢也。

【譯文】

起身緩行數十步，隨後退回原位坐下，坐定

後開始擺扭腰部，重復此動作十或十五次。然後伸縮兩腿，次數與擺腰相同，以使骨節通暢。

第十二節 按摩

上半身經絡既已活動，此時須顧及下身。法以右手握腎囊，左手擦小腹二三十次；又用左手握腎囊，右手擦小腹二三十下。然後俯身攀足，左手攀住左足，用右手擦左足心二三十下；右手攀住右足，用左手擦右足心二三十下。摩腹者，所以運腹中之氣；手攀時，必俯其身，腹中清氣必自督脈上升至腦；足既受攀，則足心陽氣必自腳背而上，隨腹中之氣而同升。如此則雖不求清利氣血流行之道路，而道路自清利矣。

【譯文】

上半身經絡既已得到活動，此時須顧及下半身的養護。具體方法為：以右手握住腎囊，左手來回擦摩小腹二三十次；再用左手握住腎囊，右手擦摩小腹二三十下。然後俯身攀足，以左手攀住左腳，用右手擦摩左腳心二三十下；再用右手攀住右腳，用左手擦摩右腳心二三十下。摩腹之法，意在運行腹中之氣；手攀足部時，身體必會前俯，腹中清氣定會沿督脈上升至腦部；足部受到攀拉，足心陽氣必會自腳背而上，跟隨腹中之氣一同升騰。如此一來，即使不刻意追求氣血流行之路的清利，而道路自然也會變得暢通無阻了。

第十三節 擦腰

擦腰者，以兩手掌反向後面腰際各擦二三十次也。擦時須心隨掌轉，不必用力，以意到爲主。

【譯文】

擦腰的方法是，用兩隻手掌分別向後面腰際各擦二三十次。擦時須心隨掌轉，不必用力，以意到為主。

以上各條，均係外功。蓋人身關竅脈絡，多有積痰壅阻，氣血雖可勉強流通，不能暢達，引導亦未易爲力。上述諸法，均所以輔助內運導引，而收事半功倍之效也。

【譯文】

以上各條，均屬於外在功法。因為人的身體裏有很多關節、孔竅及經絡，多被積存的痰濕所阻塞，氣血雖能勉強流通，卻不能暢達，若想引導它們也不太容易。上面談到的這些方法，都是為了輔助身體導引內部的氣血運行，以收到事半功倍的效果。

第十四節 呼吸

呼者，呼出胸中之濁氣；吸者，吸入太空之

清氣。其功實司於肺，肺爲五臟之華蓋[①]，又爲傳導之宮。《內經》謂：「穀入於胃，傳導於肺。」人身衞外之氣，皆賴肺之傳布。血液自經大循環之作用，行週全身後，其色變紫。血色本紅，而紫者內挾人身穢濁之氣也。乃經肺循環之作用，而入於肺，與肺中自口鼻吸入之清氣遇，清氣中所含養氣，與血液中所挾濁氣，起化學作用而成炭養，此氣仍由口鼻呼出。血中穢氣旣去，色復爲赤，還歸於心。血液之能常保其赤色者，皆肺之功。故養生家謂呼吸之功，實較飲食尤爲重要。蓋數日不食，未必致死，而呼吸一停，生機卽絕。近代衞生家有提倡斷食者，不食月餘，精力如舊，而未聞有能停止呼吸至數十分鐘者，其重要槪可想見。是故肺部一病，全身必受影響，而其病又非藥石之所能奏功者。舍於山巓海濱、空氣淸潔之處，靜心調養外，實無他法。此肺部衞生之所以不可以不講也。

【註釋】

①華蓋：古時指帝王車駕的傘形頂蓋。文中指肺所居的位置最高，居眾臟腑之首。

【譯文】

呼，是呼出胸中的濁氣；吸，是吸入空氣中的清氣。這個功能其實由肺來負責，肺是五臟的華蓋，又為氣體傳導之宮。《黃帝內經》上說：「食物進入胃中，其精微之氣會傳導到肺。」人體抵禦外邪之氣，都依賴於肺的傳布。血液經過大循環的作用，行遍全身後，其顏色變紫。血液本為紅色，而變紫是因為其中挾帶著人體的穢濁之氣。這些濁氣經過肺循環的作用而進入肺，與肺中從口鼻吸入的清氣相遇，清氣中所含的氧氣與血液中所挾的濁氣發生化學反應而生成二氧化碳，此氣仍由口鼻呼出。血液中的穢氣除去後，血色又變回紅色，流回心臟。血液之所以能夠長久保持紅色，都是肺的功勞。因此養生專家認為，呼吸的功能實際上要比飲食更為重要。因為就算幾天不吃飯，也未必會死，而呼吸一停，生命就會立即終結。近代有衛生專家提倡斷食，有的人一個多月不吃飯，精力仍然和平時一樣，但卻未聽說有能停止呼吸幾十分鐘的，其重要程度可想而知。因此，肺部一旦患病，全身必會受影響，而這種病又不是藥物所能輕易奏效的。除了將其置於山巔、海濱等空氣清新之處，讓其靜心調養外，實際上並沒有甚麼其他辦法。這就是為甚麼肺部的衛生不可以不講的原因。

常人呼吸，僅及肺尖，其息短而促，此病

態也。近世體育家，有所謂呼吸運動者，藉兩臂升降之力，以擴張胸部，而助肺之呼吸，法至善也。茲特規定呼吸修養方法如左：

【譯文】

常人呼吸，只到達肺尖，氣息短而急促，這是一種病態。近代的體育家，有所謂呼吸運動的方法，借助兩臂升降的力量，來擴張胸部，從而輔助肺部呼吸，此法甚好。現在特別規定的呼吸修養方法如下：

(甲)呼吸運動

此爲近世體育家常用之法。身正立，吸氣時足趾用力徐徐提起，同時兩臂伸直，由前上舉，使胸部擴張，肺部遂得充量吸收新鮮空氣。呼出時，足踵徐徐着地，兩臂同時徐徐下降，回復原狀。吸時用鼻，吸息宜深；呼時用口，吐氣宜盡。

【譯文】

（甲）呼吸運動

這是近代體育家經常用的方法。站立時身體要保持正直，吸氣時腳趾用力緩緩提起，同時兩臂伸直，由前面向上舉，使胸部擴張，肺部於是得以充分吸收新鮮空氣。呼氣時，腳跟慢慢着地，兩臂同時緩緩下降，回復原狀。吸氣時用鼻，吸氣要深；呼氣時用口，氣要吐盡。

（乙）靜坐呼吸

正身端坐，滌慮洗心，使呼吸之氣由淺而深，由粗而細，由躁而靜，由促而長，以萬籟俱寂中，耳不能聞氣息出入之聲爲度。呼吸俱用鼻。

【譯文】

（乙）靜坐呼吸

正身端坐，清除心中雜念，使呼吸之氣由淺變深，由粗變細，由躁變靜，由短變長，直到在萬籟俱寂中，耳朵不能聽到氣息出入的聲音為度。呼吸都要用鼻。

(丙)心息相依

心如猿，意如馬，動而外馳，不易安定。常人心意氣息，每各不相謀①，故使心息相依，氣入則心亦隨之而入，氣出心亦隨之而出。此法與靜坐呼吸，初學時每覺不適，習之既久，自然安樂矣。

【註釋】

①各不相謀：各自按照自己的意思辦事，不互

相商量。

【譯文】

（丙）心息相依

心如猿猴，意如馬，容易動蕩而向外馳騁，不易安定。常人的心意和氣息，往往各不相謀。所以要讓心意和氣息相互依存，氣吸入時心也隨之而入，氣呼出時心也隨之而出。這種方法與靜坐呼吸一樣，初學時往往會常覺不適，但習練久了，自然就會感到安樂了。

按此三法，爲修養呼吸之祕寶，勤行不懈，肺部自然健全。莊子所謂「熊經鳥伸，吐故納新」，卽呼吸運動法也；靜坐呼吸，卽道家調息法也；心息相依，卽天台智者大師六妙法門中隨息法也。吐納之祕，盡於此矣。

【譯文】

這三種方法是修養呼吸的秘寶，只要勤行不懈，肺部自然就會健全。莊子所說的「如熊之攀緣、如鳥般舒展，吐出體內濁氣，吸入新鮮空氣」，指的就是呼吸運動法；靜坐呼吸，即道家調息的方法；心息相依，即天台智者大師所傳的六妙法門中的隨息法。關於呼吸吐納的奧秘，都在這裏了。

第三章 內運

掃一掃
看視頻講解

第一節 行氣

以下諸條，均內運之神功，爲道家之祕寶。先以鼻吸氣一口，心中存想下丹田氣海中所藏之氣，從背後漸漸上升腦府。須用意想之功，徐徐上引，不可用力。既至腦府，即將此氣由前下降，用雙目眞意，徐徐送下，直至左右腳趾，過腳底，由腳跟朝下，至穀道[①]處，將肛門一收，防其外洩也。仍以目意徐徐運至背心，分送兩肩、兩臂，過手背，至中指，由手心，過手腕，運至胸前，過腮後，朝腦頂，由前轉眉間，過玄膺嚥下，送至氣海，是爲行氣一週。行氣時呼吸之氣，規定如下：

【註釋】

①穀道：後竅，即直腸到肛門的一部分。

【譯文】

以下諸條，均為內部修煉的神功，是道家的秘寶。先用鼻子吸一口氣，心中想象下丹田氣海中所蘊藏的氣息，從背後漸漸上升至腦部。此過程需用意想之功，徐徐上引，不可用力。氣息到達腦部後，再將此氣由前方降下，用雙目專注的意念，將氣息徐徐送下，直至左右腳趾，經過腳底，由腳跟朝下，到達穀道處，將肛門一收，防止氣息外洩。仍以目意將氣息徐徐運至背心，然後分別送至兩肩、兩臂，經過手背，到達中指，經由手心，穿過手腕，運至胸前，再經過腮後，朝向腦頂，由前額轉至眉間，經過玄膺噦下，送至氣海，這就完成了行氣一周的習煉。對於行氣時的呼吸之氣，有如下規定：

初運時吸氣一口，至腦府下降時呼出，至腳跟時再吸一口，至背心時呼出，過手心時再吸，回至氣海時呼出，共三息。運畢少息，再用前法運之，共運六七次卽可。此法以意引爲主，意到卽可。初學之時，未必果有眞氣隨之上下，久後自能流通無礙也。切忌用力。

【譯文】

初運時吸一口氣，當氣息上升至腦部並開始

下降時呼出，至腳跟時再吸一口氣，至背心時呼出，經過手心時再吸一口氣，回到氣海時呼出，整個過程共進行三次呼吸。一次行氣完成後，稍作休息，再用前面的方法再次進行，共運六七次即可。此法主要以意念引導為主，意到即可。初學之時，未必真能感受到真氣的上下流動，長時習練後自然能夠感受到氣息的流通無礙。在此過程中切忌用力。

第二節 導引

氣血週流，未能通暢，導之以意，引之以心，借助以目光，故名導引。蓋意之所至，心亦至焉；心之所主，氣卽隨之。營主血，榮統於肝，肝開竅於目，故必藉目光之助，然後能血隨氣行。斯義甚微，非精於醫者，不能知也。法先含眼光，使不外視，凝耳韻，不令外聽，閉口，舌抵上齶，使氣不外洩。調鼻息，務使細而長，深而緩，忌急、忌粗、忌淺，以耳不聞出入之聲爲度。心宜靜，不可令雜念紛起。少頃，津液滿口，徐徐嚥下，用意送下，過亶中，至臍輪，達氣海。用意分作兩路，由左右兩腿下降，至膝，至腳背，至足尖，過足底涌泉穴，達足跟，向上，過膝彎，至尾閭，合成一處。尾閭爲人身脊骨末節，居肛門之後，斯時宜緊攝肛門，如忍大小便狀，以防氣之外洩。然後徐徐上引，過夾脊，至頸下、肩際，用意分送兩肩、兩臂，由肘後至手背指尖，回過手掌手腕，至前胸，上升，歷腮後，至腦府，直上頭頂。然後閉目，以意上注頂門，使目光上升頭頂，引此眞氣下降，過明堂(明堂在眉心內一寸餘)，至上齶，迎之以舌，則津液滿口，嚥下，仍以意引歸丹田氣海而止。此法能疏經脈、開關竅、通壅滯、達邪蕩穢，爲養生家無上法門。此法始於赤松，爲道家祕寶，唐宋丹家所謂「玉液煉形」者即此。

【譯文】

當體內氣血周流不暢時，要以意來導，以心來引，並借助目光，所以名為導引。因為意念所到之處，心也會跟隨而至；心所主宰的，氣會隨之運行。營氣主血，而血液的榮養則統歸於肝，肝開竅於目，所以必須借助目光的幫助，才能使血液隨氣運行。此義甚為微妙，若非精通醫術之人，是不能理解的。習練此法時首先收斂目光，使其不外視，凝聚耳力，不受外界之聲所干擾，閉口，舌抵上齶，使氣不外洩。調整鼻息，務必要使呼吸變得細長、深緩，切忌出現急、粗、淺的情況，以耳朵聽不到呼吸之聲為度。心要靜，不可令雜念紛起。如此過上一會兒，口中就會充滿津液，這時要徐徐嚥下，以意念將其送下，經過膻中穴，到臍輪，達氣海。然後用意念將它分作兩路，由左右兩腿下降，到膝蓋，至腳背，到腳尖，穿過足底的湧泉穴，到達腳跟，再向上，經過膝蓋彎曲處，到達尾閭，最後合成一處。尾閭是人身脊骨的末節，位於肛門之後，這時應緊收肛門，就如忍住大小便一樣，以防氣外洩。然後徐徐向上引導，經過夾脊，到達頸下、肩際，用意念分別將其送到兩肩、兩臂，由肘後到手背指尖，再回到手掌手腕，到達前胸，上升，經過腮後，到達腦部，直上頭頂。然後閉目，用意念集中在頂門，使目光好似上升到頭頂，再引導此真氣下降，經過明堂，到達上齶，用舌迎接，這時口中就會充滿津液，嚥下後，仍用意念引導其回到丹田氣海，到此為止。此法能通經脈、開關竅、通淤滯、驅除邪穢，是養生家的無上法門。此法始於赤松子，是道家的秘寶，唐宋時期煉丹家所說的「玉液煉形」即指此法。

上述行氣導引兩則，雖屬內運工夫，卻病則有之，補虧則未也。常人爲衣食所趨，爲聲色貨利所誘，七情動於中，六欲擾於外，元氣暗虧，精神日耗，而不自知。年未老而先衰者，比比皆是也。是故心計愈工，壽命愈短，此補虧方法之所以不可不講也。以下各節，均爲精氣已虧、身體衰弱者說法，虧者補而足之，轉衰弱爲健全之祕法。得者寶之。

【譯文】

上述兩則行氣導引法，雖然屬於內在修煉的功夫，對於祛病是有一定效果的，但補虧卻略顯不足。常人為衣食奔波，被聲色貨利誘惑，內在為七情所動，外在被六欲所擾，元氣在暗暗虧損，精神在日益損耗，卻不自知。年紀未老而身體先衰的人比比皆是。因此，心計越善於取巧，壽命往往越短，這就是補虧之法不可不講的原因。以下各節內容，都是為精氣已虧、身體衰弱的人所說的，將虧損的部分補足，這是轉衰弱為健全的秘法。得到此法者應該好好珍惜。

第四章 補虧

第一節 握固

補虧之法，首重定心。心不定則逐物而外馳，神氣亦隨之而外耗。心如猿，意如馬，動而不定，易放難收。「定心」二字，夫豈易言？不有妙法，初學將從何入手？其法維何？卽握固是。龍門閔小艮眞人曰：心之寄宮，乃在兩手之心。故靜坐之時，先用兩手大指尖，各掐兩手中指無名指之第三節間，而以四指包握大指，而成拳形。

如此握固，則心居本位，而一身之氣，咸自相拱護，不勞招聚，而自相聚於絳闕上下四傍矣。此聚氣之初工也。絳闕一名膻中，在胸前人字骨下軟處，俗稱心口。

【譯文】

補充虧損的方法，最重要的是讓心安定。心若不定，就會追逐外物而心神外馳，神氣也會隨之外耗。心如猿猴，意如馬，動蕩不定，容易放縱卻難收回。「定心」二字，哪是那麼容易說的？若無妙法，初學者將從何入手？要用甚麼方法呢？就是握固。龍門派的閔小艮真人說：心臟寄居之地，就在兩隻手掌心。所以在靜坐之時，應該先用兩隻手的大指尖，分別掐住兩手中指和無名指的第三節之間，然後用其餘四個手指包握住大拇指，形成拳形。這樣握固之後，心就會居於本位，而一身之氣都會自動拱衛在身體周圍，無需費力去招聚，它們就會自然匯聚在絳闕的上下和四周了。這是聚氣的初步功夫。絳闕也稱膻中，位於胸前人字骨下的柔軟處，俗稱心口。

第二節 冥心

飲食水穀，經脾胃消化，而成液汁，其質潤而溫，其隨氣而聚也，如雲如霧。心居本位，則如雲如霧之物，化而爲液，下滴點心，化而爲血。其理由已於總論中詳言之矣。是故握固之後，便應冥心，所以補其血也。冥心須久，久則方妙。蓋奉心化血，本非指顧間事。握固則心居本位，居本位則易定而靜，定靜則心冥，心冥則氣朝絳闕。氣朝絳闕，則水穀精華所化之液汁，亦易於上升而化血液也。冥心須久者，所以成全其化血之功也。

【譯文】

我們的飲食水穀，經過脾胃消化後成為一種温潤的液汁，這些液汁隨着氣的流動而聚在一起，有如雲霧一般。當心居於本位時，這些如雲如霧之物就會轉化為液體，進而滴落到心臟位置，轉化為血液。這個原理在總論中已詳細説過了。因此，在握固之後，便應進入冥心狀態，以此來補充血液。冥心的時間需要長一點，時間越長效果越好。因為奉心化血並不是一蹴而就的。握固後心就會居於本位，這樣心就容易安定、平靜下來，定靜之後就會進入心冥狀態，在此狀態下，氣息會向絳闕聚集。當氣息朝向絳闕時，由水穀精華轉化的液汁也就更易上升，進而轉化為血液。所以，冥心需要時間長一些，這樣才能充分達到其轉化血液的功效。

第三節 守竅

人身氣血，相輔而行。氣攝血而行，血隨氣而走。血旺氣衰，則氣不能攝血，血多反足以致病。此補氣之法，所以不可以不講也。此氣計分二種：其一爲衞外之水氣，卽膀胱內積水所化，走三焦，達腠理，衞皮毛，溫支體，出聲音，充臟腑之氣也；其二爲元陽之氣，督脈所主，從命門下降胞宮，化精之氣也。《內經》所謂「天癸」，卽此氣之所化。道家喚作「炁」，所以示區別也。補氣之法，厥唯以心意下注胞中，引心火下降腎水。心火下降，則胞中熱；胞中熱，則膀胱之水，易於化氣，而衞外之氣以充。元炁至胞中而化精，欲念一起，則下洩，而元炁耗矣。今心火既入胞中，胞中大熱，薰蒸已化之精，返而爲炁。化炁則精不下漏，而元炁亦固。守竅云者，即以心意守住此胞中一竅也。

【譯文】

人體的氣和血是相互輔助運行的。氣引領血運行，血隨氣而流動。若血旺氣衰，氣就無法引領血，血過多反而可能致病。所以這個補氣的方法不能不講。這裏的氣分為兩種：一種是護衞體外的水氣，即膀胱內積水轉化而來的，流經三焦，到達腠理，保護皮膚毛髮，温暖肢體，發出聲音，充實臟腑之氣；另一種是元陽之氣，由督脈主導，從命門下降到胞宮，是化精之氣。《黃帝內經》中所說的「天癸」，就是此氣化生的。道家稱之為「炁」，以示與普通之「氣」的區別。補氣的方法，關鍵在於用心意引導關注胞中，引導心火下降，與腎水相合。心火下降，胞中就會變熱；胞中變熱，膀胱中的水就容易轉化為氣，而護衛體外之氣便得以充實。元炁到達胞中後化為精，欲念一起，精就會下洩，元炁也就消耗了。現在，當心火進入胞中後，胞中變得很熱，就會熏蒸已經化生的精氣，使其反流回炁。當精氣轉化為炁，就不會再下漏，而元炁也會變得穩固。所謂「守竅」，就是以心意守住胞中這一竅。

第四節 逆流

人身百脈，以任督兩脈爲綱。督主氣，任主血。元陽之氣，自督脈下降命門胞中，與衝任之血，化合成精，出陽關[1]而洩。其殘餘者，則留於睾丸，其道順。今以守竅之法，蒸胞中之精，重化爲氣。氣質流動，易於走失。苟無妙法以保存之，其與下洩，亦相去無幾，抑易於致病。保存之法，厥維逆流。何謂逆？督脈之氣，本是下降，今逆其下降之勢，使之上升，非逆流而何？此法在道家謂之「河車逆轉」，亦名爲「妙轉法輪」。逆升之法，全賴意引。蓋守竅既久，精漸化氣，丹田之中，自覺有一股熱氣，東衝西突，動蕩不休，如浪湧潮奔，如龍蟠虎躍。急將此氣，用意引之下降，直至尾閭，緊攝肛門，如忍大小便狀，防其漏洩。然後從尾閭循脊骨徐徐上升，直至腦府。兩目上視，用意引此氣在腦海中，左旋三十六轉，右旋二十四轉。轉畢，靜坐片刻即可。此法能健腦力、充骨髓、旺精神、明雙目、強筋骨，補虧之祕訣也。

【註釋】

①陽關：此指男性生殖器官。

【譯文】

人體有很多經脈，但最重要的是任、督二脈。督脈負責氣的運行，任脈負責血的運行。元陽之氣從督脈下降到命門和胞中，與衝、任二脈之血相合，轉化為精，通過陽關排出。排完後剩下的精就留在睾丸裏，這是正常的過程。現在用守竅的方法，熏蒸胞中的精，令其再次轉化成氣。氣在流動中易於散失。若無妙法來保存它，那與直接排出也相差無幾了，甚至還可能致病。保存的方法，就是逆流。何為逆流？督脈之氣原本是下降的，現在我們改變它的下降之勢，讓它上升，這不就是逆流嗎？此法在道家被稱為「河車逆轉」，也叫「妙轉法輪」。逆升之法，全靠意念引導。守竅久了，精就會逐漸轉化為氣，自會在丹田中感覺到一股熱氣，四處衝撞，動蕩不休，如浪湧潮奔，似龍蟠虎躍。此時要趕緊用意念引導此氣下降，直到尾閭，然後緊收肛門，就像忍大小便一樣，防止氣漏洩。然後讓這股氣從尾閭沿着脊椎骨徐徐上升，一直到腦部。接下來，雙眼向上看，用意念引導此氣在腦海裏左轉三十六圈，右轉二十四圈。轉完後，靜坐片刻即可。此法能增強腦力、充實骨髓、振奮精神、明亮雙眼、強筋健骨，是身體補虧的秘訣。

第五節 開關

人身有三關：尾閭、夾脊、玉枕是也。尾閭在肛門之後，即脊骨末節；夾脊居脊骨之中，與膻中相對；玉枕即腦後枕骨也。此三處阻塞不通，故名關。精氣上升，每為所阻。疏而通之，使精氣上升無阻，是名開關。開關之法，全賴意引。首開尾閭，次夾脊，次玉枕。法以心意，專注於尾閭。心之所至，氣即隨之；氣之所至，血亦至焉。心意久注於尾閭，氣血自然常在尾閭衝撞，其中滯積，自能漸漸消除。及至精氣發動，下衝尾閭時，更以意引此氣，微微用力，通過此關。初學時雖未必能卽通，日久自可開通。開關時骨節內必微有痠痛，無害也。此關一通，精氣上升，便勢如破竹，直至夾脊。亦用前法開通之，又至玉枕，仍用前法，叩關使通。三關旣通，精氣卽□直達腦府。所謂「還精補腦」，卽此法也。此卽與逆流一節，相輔而行，兩相參看，其義自明。

【譯文】

人體有三關：尾閭、夾脊和玉枕。尾閭位於肛門後面，即脊椎骨的最後一節；夾脊在脊椎骨的正中間，與膻中穴相對；玉枕即腦後枕骨。這三處容易堵塞不通，所以名「關」。精氣上升時，常被這些地方阻擋。我們要將其疏通，讓精氣能夠上升無阻，這個過程就叫「開關」。開關之法，全靠意念引導。首先打通尾閭，然後是夾脊，最後是玉枕。方法是用心意專注於尾閭部位。心到之處，氣就跟隨到那裏；氣到之處，血也會跟至那裏。如果心意長時間關注在尾閭上，氣血就自然在那裏不斷衝撞，其中的淤積自會漸漸消除。等到精氣發動，向下衝擊尾閭時，再用意念引導此氣，稍微用力，就能通過此關。初學時雖未必能馬上打通，但時間久了自然就可開通了。開通時骨節裏定會有痠痛之感，無須擔心。此關一通，精氣上升，便勢如破竹，直至夾脊。同樣用前面的方法打通夾脊關，再到玉枕關，仍用前法，打通關卡。三關都打通後，精氣就能直達腦部。這就是所説的「還精補腦」之法。這個方法與逆流之法是相輔而行的，將二者結合起來看，意思就更明白了。

第六節 歸爐

精氣留於腦海，至多以一週時爲度，不可過久，過久則弊生。仍宜引歸胞中，使安本位。胞中爲蒸水化氣之所(義見總論)，其用如爐，故名歸爐。其法，端坐閉目，調息凝神，兩目上視頭頂。所謂上視者，不過心意中作此觀想，非目之眞能上視頭頂也。閉口，舌抵上齶，然後用心意引此精氣，徐徐從前面下降，過山根①，至上齶，以舌迎之。此氣必化爲津液，冷如冰，白如玉，清香滿口，徐徐嚥下，過十二重樓。十二重樓者，卽喉下食管之別名也。至膻中。膻中在胸前人字骨下軟處，俗所謂心口是也。仍以意引歷黃庭，黃庭在心下臍上，而歸丹田。丹田即胞中也。精氣既歸丹田，必須萬緣放下，靜坐良久，至少須半小時左右，方可出而應事。

【註釋】

①山根：鼻樑的別名。古人認為可作心望診的參考，因其位於闕庭之下，又稱下極。

【譯文】

精氣留在腦海中的時間，不可過久，最多不超過一周時間，時間太久就會產生弊端。這時應該引導精氣回歸胞中，讓它安於本位。胞中是蒸化水分產生精氣之所（此概念詳見總論），它的作用就如爐子一樣，所以此過程名「歸爐」。方法是：端坐閉目，調息凝神，想象自己的雙眼向上看往頭頂。這裏說的「上視」，並非真用眼睛去看頭頂，而是在心意中作此觀想。閉口，舌抵上齶，然後用意念引導此精氣，緩緩從前面下降，經過鼻樑，到達上齶，用舌頭去迎接它。此氣必會化為津液，冷如冰，白如玉，滿口清香，然後徐徐嚥下，經過十二重樓。十二重樓，即喉下食管的別名。接着到達膻中。膻中在胸前人字骨下面的柔軟處，通俗來講就是心口的位置。仍用意念引導精氣經過黃庭，黃庭位於心下臍上，最後回到丹田。丹田就是胞中。精氣回到丹田後，必須放下萬緣，靜坐良久，至少要半小時左右，才可起身去做事。

第七節 溫養

溫養者，保養此丹田中之精氣也。精氣既重歸丹田，仍須隨時用心意照顧，勿使散失。其法，即在靜坐時，微微用意默照丹田，其事宜若有若無，不可如守竅時之以全神貫注，只要心意中不忘卻即可。倘於靜定之中，外腎[1]勃然而舉，急宜用逆流歸爐二法，使精氣後升前降。既回丹田，仍以心意溫養之。行之不懈，不出一年，能使耳聾復聰，目眊重明，化衰弱爲強壯也。

【註釋】

①外腎：指男性外生殖器，在道家修煉中，被視為精氣所走之處。

【譯文】

溫養，就是保養丹田中的精氣。當精氣重回丹田後，仍需時刻用心意去關注它，不要讓它消散。具體方法，是在靜坐時微微用意念默默關注丹田，這種感覺應該是若有若無的，不能像守竅時那樣全神貫注，只要心意中不忘卻就可以了。若在靜定之中，外腎勃然而起，應該立即採用逆流、歸爐二法，使精氣從後上升再從前下降，回到丹田後，仍以心意去溫養它。若能堅持不懈地去做，不出一年，就能使耳聾者恢復聽力，眼睛昏花者再復明亮，衰弱的人變得強壯。

第五章 防弊

修養得失，性命相關。得訣不眞，其弊實夥。茲將其害之最烈者，略舉數則如下：

【譯文】

修養好壞，與性命相關。若得到的方法不真，其弊端實在很多。現將其中危害最嚴重的情況，簡要列舉幾則如下：

第一節 冥心不久

握固冥心，其目的在於使脾胃消化成液之食物，上升於心，奉心化血。此補血之要法，冥心節內已詳述之矣。然苟冥心不久，則食物所化之液汁，雖化氣上升，未及入心，而傍落於中脘左右，則不化血而成痰。久久積多，則成痰飲之症。世之修養家，有未得康健之效，而反成痰飲症者，卽冥心不久之故耳。

【譯文】

握固冥心，其目的在於使脾胃消化成液體的食物上升到心臟，再由心臟將其轉化為血液。

這是補血的重要方法，這部分內容在冥心一節內已詳述過了。然而，若冥心的時間不夠長，那麼食物轉化成的液汁雖然會化為氣體上升，但尚未入心就會在中脘附近旁落，這樣就不會轉化成血液，而是變成了痰。長時間積少成多，就會形成痰飲的症狀。世上有些修養家，不但沒得到康健的效果，反而患上了痰飲症，就是因為冥心時間不夠長的緣故。

第二節 心不能虛

養生要訣，首重虛心。心不能虛，雜念紛起，則用意引導精氣時，必不能指揮如意。雜念一起，眞氣卽散。卽如冥心一節，爲化血之神功，無如心不能虛，則所化新血，未行於絡，未統於脾，未藏於肝，置而不顧，其血橫行而無歸，積而外發，必成絡血[①]、赤濁[②]、腸紅[③]、赤帶[④]等症。世之養生家，初行功時，無不見效，既而忽患上述各症而中止者，比比皆是。此皆不能在「虛心」二字上加工夫耳。然則虛心之訣如何?曰：放心於無何有之鄉而已。

【註釋】

①絡血：通常是指血脈中出現的瘀血或血液的瘀阻現象。

②赤濁：主要症狀為尿液呈赤色渾濁。

③腸紅：便血。

④赤帶：女子白帶呈赤色或赤白相間。

【譯文】

養生要訣，首要一點就是要將心清空。若心無法清空，雜念紛起，那麼在用意引導精氣時，一定不會如意地指揮它們。雜念一起，真氣就會消散。就拿冥心一節來說，它是化血的神奇功夫，若心無法清空，那麼所化的新血，就不會在經絡中循行，也不會被脾統攝、被肝儲藏，而是被置之不顧，這些血液就會四處橫行、無有歸處，積累到一定程度後就會向外發散，必成絡血、赤濁、腸紅、赤帶等症。世上的養生家，在開始行功時，沒有不見效果的，隨後忽然患上上述各種症狀而中止習練的，比比皆是。這都是因為無法在「虛心」二字上下功夫的緣故。那麼，將心清空的訣竅是甚麼呢？答案就是：將心安放於空無所有之地。

第三節 守竅失法

守竅者，卽以心意下注丹田，降心火入於腎水，使丹田發熱，化水爲氣也。苟行功不勤，時行時止，丹田未能充分發熱，其弊實多。蓋血爲精本，精爲氣源，血化爲精，精化爲氣。丹田不熱，則水冷而不化，其所積留於下部間者，乃頑液，不得謂精。古人有言：「腎煖則生精，心涼則生血。」味此二語，則心意之下注於丹田者，非惟益乎腎，抑亦利乎心。其訣維何？將我目光，內導心氣，從我心後，分注兩腰，盤旋於左右兩腎之間，丹田之內。則凡所生血，卽隨氣下降，由任脈下注丹田，經我心目注旋不已，煖氣自生，漸漸大熱，如沸如炙，則所降之血，立與督脈元氣化合，而成眞液，其色純白，所謂精者是也。然此精不經兩腎大熱，如沸如炙，以至於左右大熱，會前升入臍輪，再用心火大煆一場，此精僅隨向所積液，伏於膀胱左右耳。相火[①]一動，油然走泄，是卽世人所患遺精症也。訣維加功於兩腰腎，使丹田腰腎常大熱，則臍輪一關，自得大熱，而精自化氣。世有赤濁赤帶之症者，由所降心血達至於腰，未經心火一烘，卽隨氣流膀胱，隱伏而滯，後感外邪，一引而出。男曰赤濁，女曰赤帶。於斯可知守竅之宜有常，而不可以兒戲出之也。

【註釋】

①相火：一般指肝腎之火。

【譯文】

守竅，就是把心意集中在丹田處，讓心火下降與腎水相交，使丹田發熱，將水轉化為氣。若行功不夠勤奮，時行時止，丹田不能充分發熱，就會產生很多弊端。因為血是精的根本，精是氣的源頭，血轉化為精，精再轉化為氣。丹田不熱，腎水就會冷而不化，那麼積留在下部的就只是黏稠的頑液，不能稱之為精。古人有言：「腎暖則生精，心涼則生血。」細品這兩句話就知道，心意集中在丹田，不僅有益於腎，還有利於心。具體方法是甚麼呢？內收目光後引導心氣，從心後分別注入兩腰，在兩腎之間和丹田之內盤旋。這樣，生出的血就會隨氣下降，由任脈注入丹田，經過心目連續不斷的旋轉注視，暖氣自然生出，漸漸大熱，如水沸騰、如火炙烤，這時降下的血立即與督脈的元氣結合，形成純白色的真液，這就是我們所說的精。然而，此精若未經歷兩腎的大熱，如沸如炙的熏烤，以至於左右腰部也大熱，然後上升到臍輪，再用心火大力煅燒一場，那麼此精就只會隨着之前積聚的液體，潛伏在膀胱左右。相火一動，就會自然泄漏，這就是世人所患的遺精症。所以關鍵的方法還在於在兩腰腎上下功夫，使丹田和腰腎經常大熱，如此臍輪這一關自然會變得大熱，而精就會自然轉化為氣。世上有赤濁、赤帶症狀的，是因為降下的心血達於腰部後，未經心火烘烤，就隨氣進入膀胱，隱伏滯留，後來受外邪侵擾，便一引而出。男子為赤濁，女子為赤帶。由此可知，守竅之法應持之以恒，不可將其當作兒戲來對待。

第四節 開關之重要

初學之士，眞氣既衰，心力又薄，尾閭之關，閉塞而不通。況脊骨之中，節節有積痰壅滯。若不仗此開關工法，其穿關也固不易，而欲節節通升，焉能無阻?然事又不可中止。倘此尾閭關不開，則所有精不固，而所降留之氣，豈肯安駐腹間?不變爲腹脹、脅疼、肛癰①、痔漏②，則變爲氣忡、心怔，小則亦必變爲牙疼、眼赤、頭眩等症。幸而關穿脊達，倘或中住，則有發背③、對口腦疽④等患。是以先哲開此不得已有爲作用，以解種種之厄。其訣乃一意神注尾閭，而於糞門作忍大便勢，其氣則縮而提矣。如是行之，尾閭關必開。我則以頭稍向前面，而又用意自下提上，聳其兩肩，則其氣自從夾脊節節上升。升一節則加一提聳之功，直覺此氣已到玉枕骨間。然後用目視頂門之法，目視者，非以開眼視之，乃以眼合著，其目則向下，而使其氣上達，直升腦腑。而其作用，則又在於以心意專注玉枕，用力引之上升，氣歸腦海。然後再以目光上注，引之下降，復歸丹田，方無弊病。

【註釋】

①肛癰：肛周膿腫。

②痔漏：痔瘡潰爛，流膿液不止。

③發背：指背疽。生於背部的毒瘡。

④對口腦疽：指生於腦後髮際正中部位的有頭疽。因其位置與口相對，因而得名。

【譯文】

初學之人，因為真氣已衰，心力又薄弱，尾閭之關往往閉塞不通。更何況脊椎骨中，每節都有積痰壅滯。若不依此開關修習方法，想要打通這些關卡着實不易，而要想每節都暢通無阻地提升，又怎能沒有阻礙呢？然而此事又不可中止。倘若尾閭關打不開，那麼精就無法穩固，而降留在體內的氣又怎肯安駐於腹間呢？不是變為腹脹、脅痛、肛癰、痔漏等病，就是變為氣忡、心怔等症，輕微一些的也會變為牙疼、眼紅、頭暈等症。幸而打通了關卡，使氣到達脊椎，倘若中途停下，則會引發發背、對口腦疽等病患。因此，先哲開創了這種不得已而為之的方法，以解決各種困厄。關鍵是一心專注於尾閭，在肛門處作忍大便之勢，這樣氣就會收縮並提升了。依此法習練，尾閭關必會打開。我則是頭部稍微前傾，又用意念自下而上地提氣，聳起雙肩，這樣氣就會沿着夾脊節節上升。每升一節，就增加一次提聳之功，直到感覺此氣已達玉枕骨之間。然後用目視頂門的方法，這裏所説的目視，並非用眼睛去看，而是眼睛閉着，目光向下，而使氣上達，直升腦部。而其作用，又在於用心意專注於玉枕，用力引氣上升，令氣歸入腦海。然後再以目光向上注視，引氣下降，回到丹田，這樣才沒有弊病。

以上四則，均弊之大者，故不憚詳述如右。讀我書而行吾法者，幸毋忽焉。

【譯文】

以上四則，都是習練中可能出現的大的弊病，所以才不厭其煩地詳述如上。閱讀我的書並踐行我的方法的人，希望不要忽略了這些。

附錄：四時養生法

(選自明·高濂《遵生八箋》

春季攝生消息論

春三月，此謂發陳，天地俱生，萬物以榮。夜臥早起，廣步於庭，披髮緩行，以使志生。生而勿殺，與而勿奪，賞而勿罰，此春氣之應，養生之道也。逆之則傷肝。肝木味酸，木能勝土，土屬脾主甘，當春之時，食味宜減酸益甘，以養脾氣。春陽初生，萬物發萌，正二月間，乍寒乍熱，高年之人，多有宿疾，春氣所攻，則精神昏倦，宿病發動。又兼去冬以來，擁爐熏衣，啖炙炊煿，成積至春，因而發洩，致體熱頭昏，壅隔涎嗽，四肢倦怠，腰腳無力，皆冬所蓄之疾。常當體候，若稍覺發動，不可便行疏利之藥，恐傷臟腑，別生餘疾。惟用消風和氣，涼膈化痰之劑，或選食治方中性稍涼利，飲食調停以治，自然通暢。若無疾狀，不可吃藥。春日融和，當眺園林亭閣虛敞之處，用攄滯懷，以暢生氣，不可兀坐以生他鬱。飲酒不可過多，人家自造米麵團餅，多傷脾胃，最難消化，老人切不可以飢腹多食，以快一時之口，致生不測。天氣寒暄不一，不可頓去綿衣。老人氣弱，骨疏體怯，風冷易傷腠理，時備夾衣，遇暖易之。一重漸減一重，不可暴去。

劉處士云：「春來之病，多自冬至後夜半一

陽生。陽氣吐，陰氣納，心膈宿熱，與陽氣相沖，兩虎相逢狹道，必鬥矣。至於春夏之交，遂使傷寒虛熱時行之患，良由冬月焙火食炙，心膈宿痰流入四肢之故也。當服袪痰之藥以導之，使不爲疾。不可令背寒，寒卽傷肺，令鼻塞咳嗽。身覺熱甚，少去上衣，稍冷莫強忍，卽便加服。肺俞五臟之表，胃俞經絡之長，二處不可失寒熱之節。諺云：『避風如避箭，避色如避亂。加減逐時衣，少餐申後飯』是也。」

春三月，六氣十八候皆正發生之令，毋覆巢殺母破卵，毋伐林木。

《千金方》云：「春七十二日，省酸增甘，以養脾氣。」

《金匱要略》云：「春不可食肝。」爲肝旺時，以死氣入肝傷魂也。」

《養生論》曰：「春三月，每朝梳頭一二百

下。至夜臥時，用熱湯下鹽一撮，洗膝下至足，方臥，以泄風毒腳氣，勿令壅塞。」

《雲笈七籤》曰：「春正二月，宜夜臥早起，三月宜早臥早起。」

又曰：「春三月，臥宜頭向東方，乘生氣也。」

「春氣溫，宜食麥以涼之，不可一於溫也。禁吃熱物，並焙衣服。」

《參贊書》曰：「春傷於風，夏必飧泄。」

《千金翼方》曰：「春甲乙日，忌夫婦容止。」

又曰：「春夏之交，陰雨卑濕，或飲湯水過多，令患風濕，自汗體重，轉側不能，小便不利。作他治必不救，惟服五苓散效甚。」

「春正二月，勿食小蒜、百草心芽。肝病宜食麻子豆，李子，禁辛辣。」

【譯文】

春季三個月，叫做「發陳」，意思是說，天地都蘇醒了，萬物也開始繁榮。人應晚睡早起，在庭園中散步，讓頭髮自然披散著，緩緩地行走，使自己煥發情志。這期間一定要注意保護生靈，不能引動殺氣；多付出多給予，少索取；多獎賞，少懲罰，這樣才能與春氣相應，這也就是養生之道了。如果與春氣相違背，就會傷肝。肝屬木，味酸，木能克土，脾屬土，主甘味，所以春季裏，在食味方面應減少酸味，增加甘味，才能起到養脾補氣的作用。春初，萬物開始蘇醒萌發。正、二月間往往忽冷忽熱，歲數大的人，一般都有宿疾，春天的氣候誘發，就會精神昏倦，舊病就會發作。又加上在漫長的冬天裏，整天抱著火爐取暖烘烤，吃了許多烘烤或辛辣的熱食，積蓄的邪熱到春天也會發洩，所以導致發燒頭昏、痰液堵塞、難咳嗽、四肢疲軟、腰腿無力，這些都是冬天所積蓄的疾病。要常常注意身體的各種反映，若上述症狀剛剛出現，不要馬上用疏導瀉利的藥物，恐怕反而損傷臟腑，引出其他疾病來。只有用消風和氣、涼膈化痰的藥，或用食療方中屬性稍清涼通利的飲食調理的方法來治療，這樣自然也就通暢了。假若沒有疾病的症狀，就不要亂吃藥。春天的氣候融和，應當登高望遠，或常處園林亭閣開闊的地方，以抒發胸中的抑鬱，使心情愉快、氣血暢通。不要長時間地呆坐，這樣會使身體沉悶抑鬱。飲酒也不要過多。日常的米、麵食品，吃多了也會傷脾胃，很難消化，尤其是老年人千萬不要空腹過食。這樣圖一時之快，當時很舒服，但可能導致疾病發生。天氣變化寒熱不定，不要很快就把棉衣脫去。老年人氣弱、骨骼疏鬆、身體衰弱，風冷容易損傷腠理，應隨時準備夾衣，遇到天暖就更換，逐漸地減衣，不能一下脱去。

劉處士説：春天生的病，一般都在冬至這一天的後半夜，陽氣剛開始發動的時候形成。此時，陽氣長，陰氣消，心胸橫膈之間的宿熱，這時與陽氣互相衝撞，猶如兩只猛虎相遇於狹路上，必然相鬥。到了春夏相交的時候形成，又使得傷寒虛熱這類的病成為時令性的疾病發生，這些都是由於冬季人們生活中飲食起居多火熱，使心胸膈膜間痰熱積宿，流入四肢所引起的。應當用祛痰的藥物去引導，使它不致隱患成疾。不要使背寒，如果使寒封閉在體內就會傷肺，表現為鼻子堵塞和咳嗽。哪怕身體感覺很熱，也只能稍微去一點上衣，稍感覺有點冷，立即就要加衣服。肺俞穴是五臟之表，胃俞穴是經絡之長，這兩個地方不可以在寒熱上出問題。民諺説：「避風如避箭，避色如避亂。加減逐時衣，少餐申後飯。」就是個意思。

春季這三個月，是「六氣十八候」發生的時令，不要去掏鳥巢、殺鳥、破壞鳥生的蛋、亂砍樹木，一定要保護生態。

《千金方》說：春天這七十二天，應少吃酸味，增加甜味，以達到養脾的目的。

《金匱要略》說：春天不應該吃動物的肝臟。這時正是肝旺的時候，吃下去的死肝之氣進入肝臟，就會傷人的魂。

《養生論》說：春季三個月，每天早晨應該梳頭一二百次。夜晚睡覺時，用熱水洗腳，裏面放一撮鹽，應洗膝以下的部位，這樣可以泄掉風毒腳氣，以免壅塞體內。

《雲笈七簽》說：春季的正月、二月，適宜晚睡早起，三月適宜早睡早起。

又說：春季三個月，睡覺應該頭向東方，這樣可以承接東方的生氣。

春天氣候溫暖，適宜吃麥製食品以涼氣相調節，但不要一概熱吃。太熱的燙食物應禁止入口，不穿烘乾的衣服。

《參贊書》說：春天傷風，夏天必定生飧泄利的病。

《千金翼方》說：春天逢甲、乙日，夫妻應忌交接。

又說，春天和夏天交接的時候，天氣陰雨潮濕，如果過多地喝湯水，會使人患風濕病、自汗、身體沉重、小便不利、身體動作遲緩、轉側不便。其他治療方法都不會有效果，只有服五苓散的效果較好。

春正月、二月，不要吃蒜、植物嫩芽。患有肝病的人宜多吃胡麻豆類和李子，禁食辛辣的食物。

正月修養法

孟春之月，天地俱生，謂之發陽。天地資始，萬物化生，生而勿殺，與而勿奪。君子固密，毋泄眞氣。卦值泰，生氣在子，坐臥當向北方。

孫眞人《攝生論》曰：「正月腎氣受病，肺臟氣微，宜減鹹酸，增辛辣味，助腎補肺，贍養胃氣。勿冒冰凍，勿太溫暖。早起夜臥，以緩形神。」

《內丹秘要》曰：「陽出於地，喻身中三陽上升，當急駕河車，搬回鼎內。」

《活人心書》曰：「肝主龍兮位號心，病來自覺好酸辛。眼中赤色時多淚，噓之病去效如神。」

【譯文】

正月是春季的第一個月，天地的生氣都開始復蘇了，稱之為「發陽」。天氣復蘇，萬物生髮，不要去殺傷，要多給予扶育而不要去剝奪。君子應該固守精氣，不要使真氣洩漏。在八卦中，正值泰卦，生氣出現在子時，正是孕育的時候，坐和睡覺的方向都應當向北方。

孫真人《攝生論》說：正月腎氣受病，肺氣會顯得很微弱，適宜少吃鹹、酸，增食辛辣，這樣可以助腎補肺，安養胃氣。既不要去冒風寒受冷凍，也不要太溫暖。應晚睡早起，以疏緩自己的形體和精神。

《內丹秘要》說：陽氣從地下發出，喻示著人身上的「三陽」開始上升了，應當趕快利用北方的正氣煉丹，搬回鼎內（鼎，指丹田穴）。

《活人心書》說：肝主龍，位置在心的旁

邊，如果病了好食辛酸、辛辣之味。眼中發紅的時候眼淚也多，用「噓」字吐氣法去治療，效果真是神奇。

二月修養法

仲春之月，號厭於日，當和其志，平其心，勿極寒，勿太熱，安靜神氣，以法生成。卦大壯，言陽壯過中也。生氣在丑，臥養宜向東北。

孫眞人《攝養論》曰：「二月腎氣微，肝正旺，宜戒酸增辛，助腎補肝。宜靜膈去痰水，小泄皮膚，微汗以散玄冬蘊伏之氣。」

《內丹秘要》曰：「仲春之月，陰佐陽氣，聚物而出，喻身中陽火方半，氣候勻停。」

《法天生意》云：「二月初時，宜灸腳三里、絕骨，對穴各七壯，以泄毒氣，夏來無腳氣衝心之病。」

「春分宜采雲母石煉之，用礬石或百草上露水，或五月茅屋滴下簷水，俱可煉，久服延年。」

《濟世仁術》云：「庚子、辛丑日，採石膽，治風痰最快。」

【譯文】

在春季的二月裏，整天呻吟煩燥的人，應該讓他心氣平和，安靜勿燥。不要過涼，也不要太熱。安靜神氣，以適應萬物生成的規律。在八卦中，這個月卦屬大壯，是説強壯的陽氣已經過半了。生氣生髮在丑時，睡臥休息宜向東北方向。

孫真人《攝養論》説：在二月裏腎氣微弱，肝氣正旺，適宜戒酸味而增加辛味，這樣可以助腎補肝。宜除去胸膈間痰液，把皮膚擦熱、使之出微汗，以驅散冬天蓄積潛伏在人體裏的邪氣。

《內丹秘要》說：春季的第二個月，陰氣輔佐陽氣，大地的萬物驟然發出，身體中陽火也剛好上升一半，與氣候一樣均勻。

《法天生意》說：二月剛開始的時候，適宜灸腳三里、絕骨兩穴各七壯，以排泄毒氣，可避免夏天犯腳氣衝心的病。

春分的時候，適宜采雲母煉丹藥。礬石，或百草上的露水，或五月茅屋滴下的簷水，都可以煉，久服可以延年。

《濟世仁術》說：庚子日和辛丑日，採石膽治療風痰，效果最快。

三月修養法

季春之月，萬物發陳，天地俱生，陽熾陰伏，宜臥早起早，以養臟氣。時肝臟氣伏，心當向旺，宜益肝補腎，以順其時。卦值夬，夬者，陽決陰也，決而能和之意。生氣在寅，坐臥宜向東北方。

孫眞人曰：「腎氣以息，心氣漸臨，木氣正旺，宜減甘增辛，補精益氣。愼避西風，宜懶散形骸，便宜安泰，以順天時。」

【譯文】

三月是春季的最後一個月，萬物發陳，天地也都充滿了生氣，陽氣上升得很激烈，陰氣開始潛伏，適宜早睡早起，以養臟氣。這時肝臟的氣開始潛伏了，心火是最旺盛的時候，應益肝補腎，以順應時令。在八卦中屬於夬卦，夬就是陽決陰，決而能和的意思。生氣在寅時，坐臥都宜向東北方向。

孫真人說：腎氣已經平息，心氣漸漸降臨，

木氣正旺，適宜少食甜味增食辛味，使其補精益氣。要小心地避受西風的吹拂。人的形體應該自在放鬆，舒適安泰，以順應天時。

夏季攝生消息論

「夏三月屬火，主於長養。心氣火旺，味屬苦。火能克金，金屬肺，肺主辛，當夏飲食之味，宜減苦增辛以養肺。心氣當呵以疏之，噓以順之。三伏內，腹中常冷，特忌下利，恐泄陰氣，故不宜針灸，惟宜發汗。夏至後，夜半一陰生，宜服熱物，兼服補腎湯藥。夏季心旺腎衰，雖大熱不宜吃冷淘冰雪蜜水、涼粉、冷粥，飽腹受寒，必起霍亂。莫食瓜茄生菜，原腹中方受陰氣，食此凝滯之物，多爲症塊。若患冷氣痰火之人，切宜忌之，老人尤當慎護。平居簷下、過廊、巷堂、破窗皆不可納涼，此等所在雖涼，賊風中人最暴。惟宜虛堂淨室，水亭木陰，潔淨空敞之處，自然清涼。更宜調息淨心，常如冰雪在心，炎熱亦於吾心少減。不可以熱爲熱，更生熱矣。每日宜進溫補平順丸散。飲食溫暖，不令大飽，常常進之。宜桂湯、豆蔻熟水，其於肥膩當戒。不得於星月下露臥兼便，睡著使人扇風取涼，一時雖快，風入腠里，其患最深。貪涼兼汗身當風而臥，多風痹，手足不仁，語言蹇澀，四肢癱瘓。雖不人人如此，亦有當時中者，亦有不便中者，其說何也？逢年歲方壯，遇月之滿，得時之和，卽幸而免，至後還發。若遇年力衰邁，值月之空，失時之和，無不中者。頭爲諸陽之總，尤不可風，臥處宜密防小隙微孔，以傷其腦戶。夏三月，每日梳頭一二百下，不得梳著頭皮，當在無風處梳之，自然去風明目矣。」

《養生論》曰：「夏謂蕃秀，天地氣交，萬物華實，夜臥早起，無厭於日。使志無怒，使華成實，使氣得泄。此夏氣之應，養長之道也。逆之則傷心，秋發痎瘧，奉收者少，冬至病重。」

又曰：「夏氣熱，當食菽以寒之，不可一於熱也。禁飲溫湯，禁食過飽，禁濕地臥並穿濕衣。」

「夏三月，丁巳、戊申、己巳、丑未辰日宜煉丹藥。」

「夏三月，頭臥宜向南，大吉。」

「夏三月，六氣十八候皆正長養之令，勿起土、伐大樹。」

《千金方》曰：「夏七十二日，省苦增辛，以養肺氣。」

《內經》曰：「夏季不可枕冷石並鐵物取涼，大損人目。」

陶隱居曰：「冰水止可浸物，使驅日曬暑氣。不可作水服，入腹內，冷熱相搏，成疾。若多著飴糖拌食，以解酷暑亦可。」

《書》曰：「夏至後，秋分前，忌食肥膩、餅臛、油酥之屬，此等物與酒漿瓜果極爲相妨，夏月多疾以此。」

又曰：「夏勿露臥，令人皮膚成癬，或作面風。」

又曰：「夏傷暑熱，秋必痎瘧。忽遇大寒，當急防避。人多率受，時病由此而生。」

《參贊書》曰：「日色曬熱石上凳上，不可便坐，搐熱生豚瘡，冷生疝氣。人自大日色中熱處曬回，不可用冷水洗面，損目。伏熱在身，勿得飲冷水及以冷物激身，能殺人。」

《書》云：「五六月深山澗中停水，多有魚鱉精涎在內，飲之成瘕。」

《養生論》曰：「夏日不宜大醉。清晨吃炒蔥頭酒一二杯，令人血氣通暢。」

又曰：「風毒腳氣因腎虛而得，人生命門屬腎，夏月，精化為水，腎方衰絕，故不宜房色過度，以傷元氣。」

《金匱要略》曰：「夏三月不可食豬心，恐死氣犯我靈臺耳。宜食苦蕒以益心。」

《千金翼方》曰：「夏三月丙丁日，戒夫婦容止。」

《養生論》曰：「夏月宜用五枝湯洗浴，浴訖，以香粉傅身，能驅瘴毒，疏風氣，滋血脈，且免汗濕陰處，使皮膚燥癢。」

【譯文】

夏季三個月，在五行上屬火，主於長養。心氣火旺，在五味上屬苦。火能克金，金屬肺，而肺又主辛味。所以在夏季安排飲食的味道，宜減少苦味增加辛味，這樣可以達到養肺的目的。心氣應用「呵」字呼吸法來疏導它，用「噓」字法來順應它。三伏天腹內常冷，特別忌諱下利，這樣會使陰氣泄失，使人體失去平衡，所以不宜針灸，只適宜發汗。夏至後的夜半，陰氣開始回升，應該吃熱食，兼服補腎的湯藥。夏季心旺腎衰，即使很熱時也不宜吃冷食、飲雪蜜水、冰粉、冷粥，如果飽腹受寒，必然會引起霍亂吐瀉。不要食瓜茄生菜，因為腹中剛受了陰氣，吃了這些凝滯之物，容易痞塊。如果是患有冷氣痰火病的人，更要忌這些，老年人也應當謹慎地護養。在屋簷下、過廊對著窗户的地方、巷堂和窗户破損的房屋都不可以納涼，這些地方雖然涼快，但睡著後易受賊風，最能使人致病。只適宜待在空闊的廳堂、水上的亭子樹蔭之下、乾淨空敞的地方，自然清涼。更適合調息身心，意念中想到好像有冰雪在心裏，外面的炎熱感覺就會減少。不可以熱為熱，這樣感覺會更熱。每天適宜服温補平順的丸散。飲食要温暖，不要吃得太飽，可少吃多餐。適宜喝桂湯、豆蔻水，儘量少吃肥膩食物。不要在星月下露宿睡眠，或者睡著了還讓人給自己打扇取涼。雖然一時涼快，但若風邪進入了腠理，危害最大。出汗時迎風睡覺，最容易得手足四肢疼痛麻木的病或語言不清、四肢癱瘓。雖然不是人人都會如此，有的當時就表現出來，也有當時沒有表現的。表現不一。逢年青強壯，時令巧合，當時倖免了，今後還是要發的。如果是年邁體衰，與時令不和，這時沒有不發病的。頭是各種陽氣的總匯處，尤其不可讓風侵襲，臥處一定要嚴密防止小縫隙、小孔的微風傷了腦。夏天三個月，每天應梳頭一二百下，不要讓梳子撞著頭皮，並且應該在沒有風的地方梳，這樣自然能去風明目。

《養生論》說：夏天又稱為「蕃秀」，天地陰陽二氣相交，萬物變得豐盛、充實，人應該晚睡早起，平靜度日。無燥無怒，使花朵變成果實，使氣得到通泄。這就是對夏氣的應和，長養之道。反之就會傷心，秋天到了就會發瘧疾。這是夏季長養之氣不能供奉秋天之故，一到冬天病就加重。

又說：夏氣熱，適宜食菽（菽就是豆類）來消暑，不能一味吃熱食。不能飲溫湯，禁止吃得過飽，禁止在濕潤的地方睡覺和穿潮濕未乾的衣服。

夏季三個月，在丁巳、戊申、己巳、丑未辰日，適宜煉丹藥。

夏季三個月，睡覺的方向，頭宜向南方，大吉利。

夏季三個月，六氣十八候都正施行長養的時令，不要動土和砍伐大樹。

《千金方》說：夏季的七十二天，應該減食苦味增食辛味，以養肺氣。

《內經》說：夏季不要用冷石頭做枕頭，也不要用鐵器取涼，不然對眼睛的損害很大。

陶隱居說：冰水只能用來浸洗物體，以驅散日曬的暑氣。不可以用來當水喝，冰水一進腹內，會因冷熱相搏而使人生病。如果能多放些飴糖拌食，解暑熱是可以的。

《書》說：夏至以後，秋分之前，這段時間應忌食肥膩的食物、肉羹和油酥類的食物。這些食物與酒、瓜果相礙，夏天的病也往往因此而引起。

又說：夏天不要露天睡臥，會使人皮膚長癬，引起面部神經癱瘓。

又說：夏季受了暑熱，到了秋天必定要發瘧疾。如果遇上突然降温，應當立即防禦。很多人都生怕吹不到涼風而去迎受，病也大都由此而起。

《參贊書》說：太陽把石頭、凳子曬熱了，不能立即就去坐，會引起抽搐和生臀瘡，冷了也會引起疝氣。人在太陽下曬得很熱或者從很熱處走回家，都不可立即用冷水洗臉，這樣會損傷眼睛。體內伏有大量的熱，不要飲冷水，也不要洗冷水澡，否則會很傷身體。

《書》說：五六月，深山澗中的死水裏，往往多有魚鱉的精液涎水在裏面，飲了這些水，會得腹內結塊的病。

《養生論》說：夏天不能喝得大醉。清晨吃炒蔥頭酒一二杯，則會令人血氣通暢。

又說：風毒腳氣病都因腎虛而起。人身體的命門屬腎，在夏天裏精化為水，腎氣開始衰弱，所以房事不能過度，要節制以免傷了元氣。

《金匱要略》說：夏季三個月不可以食豬心，恐怕它的死氣侵犯了自己的心臟。宜食菜來養心。

《千金翼方》說：夏季三個月丙丁日，忌夫婦同房。

《養生論》說：夏季適宜用五枝湯洗浴，洗完後以香粉撲在身上，能驅除瘴毒。疏通風氣、滋養血脈，而且能避免汗濕陰處，而使皮膚乾燥發癢。

四月修養法

孟夏之月，天地始交，萬物並秀，宜夜臥早起，以受清明之氣。勿大怒大泄。夏者，火也，位南方，其聲呼，其液汗，故怒與泄爲傷元氣也。卦值乾，乾者，健也，陽之性，天之象也，君子以自強不息。生氣在卯，坐臥行動宜向正東方。

孫眞人曰：「是月肝臟已病，心臟漸壯，宜增酸減苦，以補腎助肝，調養胃氣。勿受西北二方暴風，勿接陰以壯腎水，當靜養以息心火。勿與淫接，以寧其神，以自強不息，天地化生之機。」

《月令》曰：「君子齋戒，處必掩身，毋躁，止聲色，毋進禦，薄滋味，毋違和，節嗜欲，定心氣。」

《內丹秘要》曰：「姤月爲一陰始生之月也。陰氣方生，喻身中陰符起縮之地。靈丹養成入口中，當馴致其道，遂歸丹田，不可慌忙急速。」

《保生心鑒》曰：「五月屬火，午火大旺，則金氣受傷。古人於是時獨宿，淡味，兢兢業業，保養生臟，正嫌火之旺耳。」

【譯文】

孟夏，即夏季的第一個月，天地交泰，萬物都十分秀美，適宜晚睡早起，以接受天地間的清明之氣。不要大怒、大泄。夏就是火的意思，屬南方，聲音屬呼，體液屬汗，所以發怒和泄都會傷元氣。在八卦中屬乾，乾就是強健的意思，屬陽性，是天的形象，君子此時應該自強不息。生氣在卯，所以坐臥行動，都宜向正東方。

孫真人說：這個月肝臟已衰弱，心臟逐漸壯盛，適宜增食酸味減少苦味，以補腎助肝，調養胃氣。不要受西、北二個方向暴風的侵犯。應減少房事以壯腎水，應當靜養以息心火。夫婦不要過多的接觸，以便使神志安寧，並以自強不息的態度順應天地造化之機。

《月令》說：君子應當齋戒，所處的地方一定不讓人家看見。安靜不燥，遠離外界的一切聲色，停止一切官場活動，飲食應非常清淡，不違和氣，節制一切不良嗜好和欲望，使心氣平定安祥。

《內丹秘要》說：五月是陰氣剛開始上升的月份，陰氣剛剛生起，是比喻身上的陰符從地上起縮了。所煉成的丹藥養成，放入口中，應當強煉而使它歸入丹田，不要急於求成。

《保生心鑒》說：五月屬火，午時的火最旺，此時金氣已經衰弱。古人在這個時候，安靜地獨處睡臥，飲食清淡，專心靜養，保養生臟，這是為了避免火旺而引起疾病。

五月修養法

仲夏之月，萬物以成，天地化生，勿以極熱，勿大汗，勿曝露星宿，皆成惡疾。忌冒西北之風，邪氣犯人。勿殺生命。是月，肝臟已病，神氣不行，火氣漸壯，水力衰弱，宜補腎助肺，調理胃氣，以順其時。卦值姤，姤者，遇也，以陰遇陽，以柔遇剛之象也。生氣在辰，宜坐臥向東南方。

孫眞人曰：「是月肝臟氣休，心正旺，宜減酸增苦，益肝補腎，固密精氣。臥早起早，愼發洩，五日尤宜齋戒靜養，以順天時。」

《保生心鑒》曰：「午火旺則金衰，於時當獨宿，淡滋味，保養生臟。」

《養生纂》曰：「此時靜養毋躁，止聲色，毋違天和，毋幸遇，節嗜欲，定心氣。可居高明，可遠眺望，可入山林，以避炎暑，可坐臺榭空敞之處。」

【譯文】

夏季的第二個月，萬物都已經長大成形，這是天地孕育化生的結果。不要讓自己暴太熱和出很多汗，也不要露宿在星月之下，這些都有可能導致嚴重的疾病。也不要頂著吹西北風，謹防邪氣侵入人體。不要殺害生命。這個月肝臟已衰弱，神氣提不起來，火氣漸漸壯大，水力衰弱，適宜補腎助肺，調理胃氣，以順應這個時令。在八卦上，正值姤卦，姤的意思就是相遇，就是以陰遇陽，以柔遇剛之象。生氣在辰時，坐臥都宜向東南方。

孫真人説：這個月肝氣已經衰弱，而心氣正旺，食物適宜減少酸味增加苦味，益肝補腎，嚴密地固守精氣，早睡早起，要謹防發洩。初五這天尤其適宜齋戒和安靜地修身養性，以順應天地之令。

《保生心鑒》説：在午火旺盛的時候，金就會衰弱，逢著這樣的月令，就應該個人單獨睡覺，飲食也應該清淡，以保養臟氣。

《養生纂》説：這個月應當靜養勿燥，停止一切聲色活動，不能違背與天時的和諧。夫妻不要過多接觸，抑制各種嗜好，以平靜心氣。可以到位置較高的明亮處，向遠方眺望，也可以進到山林中，以避炎暑，也可以坐在亭臺樓閣空敞的地方靜養。

六月修養法

季夏之月，發生重濁，主養四時，萬物生榮，增鹹減甘，以滋腎臟。是月腎臟氣微，脾臟獨旺，宜減肥濃之物，益固筋骨。卦值遁，遁者，避也，二陰浸長，陽當避也，君子莊矜自守。生氣在巳，坐臥宜向南方。

孫眞人曰：「是月肝氣微弱，脾旺，宜節約飲食，遠聲色。此時陰氣內伏，暑毒外蒸，縱意當風，任性食冷，故人多暴泄之患。切須飲食溫軟，不令太飽，時飲粟米溫湯、豆蔻熟水最好。」

《內月秘訣》曰：「建未之月，二陰之卦，是陰氣漸長，喻身中陰符離去午位，收斂而下降也。」

【譯文】

夏季的最後一個月，生長之氣既重又沉，主養四個時令，萬物生長茂盛、繁榮，飲食應該增加鹹味減少甜味，以助於養腎。在這個月腎臟氣微，唯獨脾臟氣旺，在食物方面應減少一些肥膩濃厚的食品，才能有益於堅筋骨。在八卦上屬「遁」卦，遁就是躲避的意思，陰氣在加倍地滋長，陽氣就開始回避了。君子在這個月令裏應莊矜自持。生氣在巳時，人們的坐臥都宜向南方。

孫真人說：這個月肝氣微弱，脾土旺盛，宜節制飲食，遠離聲色。這個月陰氣內伏，暑熱外蒸，如果隨意的迎風吹，任性食冷飲冷食，人們就會容易得急性腹瀉的病。必須飲食溫軟，不要吃得太飽，應常常飲粟米溫湯和豆蔻熱水。

《內丹秘訣》說：這個月是建未之月，卦象上已出現兩個陰爻，說明陰氣漸長，反應在我們身上，就是陰符離開了午時的位置開始收斂和下降了。

秋季攝生消息論

秋三月，主肅殺。肺氣旺，味屬辛。金能克木，木屬肝，肝主酸。當秋之時，飲食之味宜減辛增酸以養肝氣。肺盛則用呬以泄之。立秋以後，稍宜和平將攝。但凡春秋之際，故疾發動之時，切須安養，量其自性將養。秋間不宜吐併發汗，令人消爍，以致臟腑不安，惟宜針灸，下利，進湯散以助陽氣。又若患積勞、五痔、消渴等病，不宜吃乾飯炙煿並自死牛肉、生鱠、雞、豬、濁酒、陳臭鹹醋、粘滑難消之物，及生菜、瓜果、鮓醬之類。若風氣冷病、痃癖之人，亦不宜食。若夏月好吃冷物過多，至秋患赤白痢疾兼瘧疾者，宜以童子小便二升，並大腹檳榔五個細剉，同便煎取八合，下生薑汁一合，和收起臘雪水一盅，早朝空心，分爲二服，瀉出三兩行。夏月所食冷物，或膀胱有宿水冷膿，悉爲此藥祛逐，不能爲患。此湯名承氣，雖老人亦可服之，不損元氣，況秋痢又當其時。此藥又理腳氣諸氣，悉可取效。丈夫瀉後兩三日，以韭白煮粥，加羊腎同煮，空心服之，殊勝補藥。又當清晨睡醒，閉目叩齒二十一下，嚥津，以兩手搓熱熨眼數多，於秋三月行此，極能明目。又曰：秋季謂之容平，天氣以急，地氣以明。早臥早起，與雞俱興，使志安寧，以緩秋刑。收斂神氣，使秋氣平。無外其氣，使肺氣清。此秋氣之應，養收之道也。逆之則傷肺，冬爲飧泄，奉藏者少。秋氣燥，宜食麻以潤其燥。禁寒飲並穿寒濕內衣。

《千金方》曰：「三秋服黃芪等丸一二劑，則百病不生。」

《金匱要略》曰：「三秋不可食肺。」

《四時纂要》曰：「立秋後，宜服張仲景八味地黃丸，治男女虛弱百疾，醫所不療者。久服身輕不老。

熟地黃八兩　薯蕷四兩　茯苓二兩　牡丹皮二兩　澤瀉二兩

附子童便製炮，一兩　肉桂一兩　山茱萸四兩，湯泡五遍

上爲細末，蜜丸，如桐子大。每日空心酒下二十丸，或鹽湯下。稍覺過熱，用涼劑一二帖以溫之。」

《雲笈七籤》曰：「秋宜凍足凍腦，臥以頭向西，有所利益。」

《養生論》曰：「秋初夏末，熱氣酷甚，不可脫衣裸體，貪取風涼。五臟俞穴皆會於背，或令人扇風，夜露手足，此中風之源也。若覺有疾，便宜服八味地黃丸，大能補理臟腑，禦邪。仍忌三白，恐衝藥性。」

「秋三月臥時，頭要向西，作事利益。」

《本草》曰：「入秋小腹多冷者，用古時磚煮汁熱服之。又用熱磚熨肚三五度，瘥。」

《書》曰：「秋氣燥，宜食麻以潤其燥，禁寒飲食，禁早服寒衣。」

「秋三月，六氣十八候，皆正收斂之令，人當收斂身心，勿爲發揚馳逞。」

《書》曰：「秋傷於濕，上逆而咳，發爲痿厥。」

又曰：「立秋日勿宜沐浴，令人皮膚粗糙，因生白屑。」

又曰：「八月望後少寒，即用微火暖足，勿令下冷。」

《養生書》曰：「秋穀初成，不宜與老人食之，多發宿疾。」

【譯文】

秋季三個月，主肅殺，肺氣旺，味屬辛，金能克木，木屬肝，主酸味。在秋天這個季節裏，安排飲食的味道，適宜減少辛味增加酸味，以養肝氣。肺氣太旺盛，就用「呬」字吐納法泄去。立秋以後，攝養應稍為和平，不能太猛烈。一般在春秋之間，在病疾發生的時候，一定要安靜地休養，根據自己的具體情況來具體安排。秋天不宜使用取吐取汗的方法治病，不然會造成臟腑不安。只有用針灸以取下利，同時用湯藥以輔助陽氣。又如果患積勞、五痔、消渴等病，不宜吃乾飯和燒烤食品，也不宜吃自死的牛肉、涼拌肉、雞、豬、蜀酒、陳臭鹹醋、粘滑難以消化的食物，以及生菜、瓜果、炸醬之類。若風氣冷病、痃癖的人，也不適宜吃。如果夏天所吃生冷食物過多，到秋天就會患赤白痢和瘧疾，應當用童子尿二升和大腹檳榔五個，挫細，同童便一道煎取八合，加生薑汁一合，和收儲的臘雪水一盅，早晨空腹分二次服用，腹瀉二三次。夏季所食的冷食，或者膀胱的宿水冷膿，都能用這個藥方祛除，不會形成病患。這個湯名叫「承氣」，雖然是老年人也可以服用，不會損傷元氣，何況秋痢又正當在這個時令發生。這個藥又能理腳氣，各種氣分病都可以見效。男子瀉後兩三天，以韭白煮稀飯，加羊腎同煮，空腹服用，功效可以勝過補藥。還可以在清晨睡醒時候，閉目叩齒二十一下，嚥吞口津，用兩手搓熱後熨眼睛幾次，在秋季三個月這麼做，能明目。又說：秋季稱為「容平」，天氣變化明顯，地氣已經澄明，早睡早起，與雞的起睡時間一致，使自己的神志安寧，這樣來舒緩秋天的形體，收斂神氣，使秋氣平和，肺氣清明。就這樣順應秋氣，才是養生之道。如反其道而行之，就會傷肺，也會導致冬季「飧泄」，這是因為臟氣秋季奉養冬季收藏減少的緣故。秋氣燥，適宜食用麻仁一類的藥物來滋潤它，秋季還要禁止寒飲和穿濕潤的內衣。

《千金方》說：三秋天可以服用黃芪等丸藥一二劑，使百病不生。

《金匱要略》說：三秋不可食動物的肺。

《四時纂要》說：立秋之後，適宜服用張仲景八味地黃丸，以治療男女虛弱所致的各種病，使久醫不見效的人能得到治療。長期服用還可以輕身延年。

熟地黃八兩　薯蕷四兩　茯苓二兩　牡丹皮二兩　澤瀉二兩

附子童便製炮，一兩　肉桂一兩　山茱萸四兩，湯泡五遍

上藥搗為末，用蜜製梧桐子那麼大的丸。每天空腹用酒下二十丸，或者用鹽湯服下。服後如稍覺過熱，可用涼劑一、二帖溫養。

《雲笈七簽》說：秋天適宜凍足凍腦。睡覺應頭向西方，會有好處。

《養生論》說：秋初夏末，熱氣還很酷烈，但不可以脱衣裸體，貪取風涼。因為五臟的俞穴都會合在背上，如果讓人給自己打扇，夜晚睡覺裸露手足，這些都是引起中風的根源。如果感到有病，便適宜服八味地黃丸，能大大的補養調理臟腑，抵禦邪氣。但是忌「三白」（即：蘿蔔、鹽、飯），恐怕衝淡了藥性。

秋三月躺下時，頭要向西，很有利益。

《本草》說：入秋後感到小腹部常發冷的人，可以用古代的磚煮水，趁熱服下。又用熱磚熨肚子三五次，即愈。

《書》說：秋天氣燥，適宜食麻仁來潤燥。禁食涼寒性的飲食，不要早穿寒衣。

秋季三個月，六氣十八候都正行收斂之令，人也應當收斂自己的身心，不能發揚馳逞。

《書》說：秋季傷於濕表現為身上逆氣而咳嗽，會發展成為痿厥。

又說：立秋那天不宜洗澡，會令人皮膚粗燥，長白屑。

又說：八月十五之後，身上稍覺寒冷，可用微火暖足，不要讓腳下感到冷寒。

《養生書》說：秋天的穀物剛成熟，老年人不宜食用，容易誘發舊疾。

七月修養法

秋七月，審天地之氣，以急正氣，早起早臥，與雞俱起，緩逸其形，收斂神氣，使志安寧。卦否，否者，塞也，天地塞，陰陽不交之時也。故君子勿妄動。生氣在午，坐臥宜向正南。

孫眞人《養生》曰：「肝心少氣，肺臟獨旺，宜安靜性情，增鹹減辛，助氣補筋，以養脾胃。毋冒極熱，勿恣涼冷，毋發大汗，保全元氣。」

【譯文】

秋七月，要審度天地之氣，以待正氣的出現，應該早睡早起，讓自己衣著寬鬆，行動舒緩，並收斂神氣，使神志安寧。這個月在卦是「否卦」，否就是堵塞的意思，天地都不通，陰陽也就不能運動交換。所以君子不要妄動。生氣發生在午時，坐和睡的方向都適宜向正南方。

孫真人《養生》說：這個月肝和心都少氣，唯有肺臟獨自旺盛，宜安靜性情，增食鹹味減食辛味，以助氣補筋，來養脾和胃。不要讓自己太熱，也不要縱冷，不要出大汗，這樣才能保全元氣。

八月修養法

仲秋之月，大利平肅，安寧志性，收斂神氣，增酸養肝。勿令極飽，勿令壅塞。是月宜祈謝求福。卦觀，觀者，觀也，風在地上，萬物興昌之時也。生氣在未，坐臥宜向西南方，吉。

孫眞人《攝養論》曰：「是月心臟氣微，肺金用事，宜減苦增辛，助筋補血，以養心肝脾胃。

勿犯邪風，令人生瘡，以作疫痢。十八日，乃天人興福之時，宜齋戒存想吉事。」

《雲笈七簽》曰：「是月十五日，金精正旺，宜采銅鐵，鑄鼎劍。」

《內丹秘要》曰：「觀者，四陰之卦也。斗杓是月戌時指酉，以月建酉也。時焉陰佐陽功，以成萬物，故物皆縮小，因時而成矣。喻身中陰符過半，降而入於丹田，吾人當固養保元，以築丹基。」

【譯文】

秋季第二個月，最有利的是保持平淡、並安寧心神，收斂神氣，食物中要增加酸味來養肝，不要吃得太飽，會令人壅塞。這個月適宜祈求感恩求福。卦觀，觀者，觀也，風在地上，萬物興盛昌隆的時候。生髮之氣在未，坐和躺都適宜向西南方向，吉祥。

孫真人《攝養論》說：這個月心臟的生氣比較微弱，是因為肺金在用事，食物適宜減苦味增辛味，助筋補血，以養心肝脾胃。不要讓風邪侵犯，會令人生瘡、發生痢疾。十八日，是天上人間興福的時候，適宜齋戒，存想吉祥的事情。

《雲笈七簽》說：這個月十五日，金精正旺盛，適宜采銅鐵，鑄造鼎劍。

《內丹秘要》說：觀卦，是四陰之卦。北斗的杓在這個月戌時指向酉，以月建酉，這時是以陰輔佐陽的成功，從而成熟萬物，故物皆縮小，因時而成。對於人的身體來說，身中陰符過半，下降入於丹田，人們應當養精蓄銳存元氣，以便築好煉內丹的基礎。

九月修養法

季秋之月，草木零落，衆物伏蟄，氣清，風暴爲朗，無犯朗風，節約生冷，以防癘病。二十八日，陽氣未伏，陰氣既衰，宜進補養之藥以生氣。卦剝，剝，落也。陰道將旺，陽道衰弱，當固精斂神。生氣在申，坐臥宜向西南。

孫眞人曰：「是月陽氣已衰，陰氣大盛，暴風時起，切忌賊邪之風以傷孔隙。勿冒風邪，無恣醉飽。宜減苦增甘，補肝益腎，助脾胃，養元和。」

【譯文】

秋季的第三個月，草木零落，眾物蟄伏，氣候寒冷，風暴頻發，要注意避此風。宜節制少吃生冷，以免生瘟疫或惡瘡。二十八日，陽氣還沒有潛伏，而陰氣已經衰落，適宜進補養的藥物以生氣。此時在卦象上居「剝卦」，剝，就是落的意思，陰氣即將開始旺盛，陽氣已經衰弱，人們應當養精蓄鋭收斂精神不要外泄。此時生旺之氣在申，坐臥都適宜向西南方。

孫真人説：這個月陽氣已衰，陰氣太盛，暴風陣陣吹起，切應注意賊風傷人的孔隙。不要冒風邪，不要放肆的飲酒和飽餐。適宜在飲食中減少苦味增加甜味，補肝益腎，助脾胃，以養元和。

冬季攝生消息論

冬三月，天地閉藏，水冰地坼，無擾乎陽，

早臥晚起，以待日光。去寒就溫，勿泄及膚，逆之腎傷，春為痿厥，奉生者少。斯時伏陽在內，有疾宜吐，心膈多熱，所忌發汗，恐泄陽氣故也。宜服酒浸補藥，或山藥酒一二杯，以迎陽氣。寢臥之時，稍宜虛歇，宜寒極方加綿衣，以漸加厚，不得一頓便多，惟無寒卽已，不得頻用大火烘炙，尤為損人。手足應心，不可以火炙手，引火入心，使人煩躁。不可就火烘炙食物。冷藥不治熱極，熱藥不治冷極，水就濕，火就燥耳。飲食之味，宜減鹹增苦，以養心氣。冬月腎水味鹹，恐水克火，心受病耳，故宜養心。宜居處密室，溫暖衣衾，調其飲食，適其寒溫。不可冒觸寒風，老人尤甚，恐寒邪感冒，多為嗽逆、麻痹、昏眩等疾。冬月陽氣在內，陰氣在外，老人多有上熱下冷之患，不宜沐浴。陽氣內蘊之時，若加湯火所通，必出大汗。高年骨肉脆薄，易於感動，多生外疾，不可早出，以犯霜威。早起服醇酒一杯以禦寒，晚服消痰涼膈之藥，以平和心氣，不令熱氣上湧。切忌房事，不可多食炙爆、肉面、餛飩之類。

《雲笈七簽》云：「冬月夜臥，叩齒三十六通，呼腎神名以安腎臟，晨起亦然。」《書》云：「冬時，忽大熱作，不可忍受，致生時患，故曰：冬傷於汗，春必溫病。」【神名玄眞。】

又云：「大雪中跣足做事，不可便以熱湯浸洗。觸寒而回，寒若未解，不可便吃熱湯熱食，須少頃方可。」

《金匱要略》曰：「冬夜伸足臥，則一身俱暖。」

《七簽》曰：「冬夜臥，被蓋太暖，睡覺即張目吐氣，以出其積毒，則永無疾。」

又曰：「冬臥頭向北，有所利益。宜溫足凍

腦。」

「冬夜漏長，不可多食硬物並濕軟果餅。食訖，須行百步摩腹法，搖動令消，方睡。不爾，後成腳氣。」

《本草》云：「惟十二月可食芋頭，他月食之發病。」

《千金方》曰：「冬三月宜服藥酒一二杯，立春則止。終身常爾，百病不生。」

《纂要》曰：「鐘乳酒方，服之補骨髓，益氣力，逐寒濕。其方：用地黃八兩，巨勝子一升，熬搗爛。牛膝四兩，五加皮四兩，地骨皮四兩，桂心二兩，防風二兩，仙靈皮三兩。鐘乳粉五兩，甘草湯浸三日，更以牛乳一碗，將乳石入瓷瓶浸過，於飯上蒸之。乳盡傾出，暖水淘盡碎研。右諸藥爲中末，用絹囊盛浸好醇酒三斗罈內，五日後可取服之。十月初一日服起，至立春日止。」

「冬氣寒，宜食黍，以熱性治其寒，禁炙飲食並火焙衣服。」

「冬三月，六氣十八候皆正養臟之令，人當閉精塞神，以厚斂藏。」

《瑣碎錄》曰：「冬月勿以梨攪熱酒飲，令人頭旋，不可支吾。」

《金匱要略》曰：「冬三月，勿食豬羊等腎。」

《七籤》曰：「冬夜不宜以冷物鐵石爲枕，或焙暖枕之，令人目暗。」

《本草》曰：「冬月不可多食蔥，令人發疾。」

【譯文】

冬季三個月，天地都處於閉藏狀態，水結成冰地乾裂開，不要擾動陽氣，應早睡晚起，以等待日光，去寒就温，不要暴露皮膚。反其道而行之就會使腎受損傷，到了春天就會得痿厥的病，能得到生機的也不多。這個時候陽氣潛伏在體內，有疾病適宜用吐法。心膈多熱，但忌發汗，怕會泄掉了陽氣。適宜服用酒浸泡的補藥或山藥酒一二杯，以迎陽氣。寢臥的時候，可以先半臥一會。適宜冷到極點才加綿衣，應逐漸加厚，不應一次就加很多，加到剛好不冷就行了。不要常常烤火，而且用大火取暖，尤其使人受損傷。手足都直接與心相連，不要用火烤手，會引火入心，使人煩躁。也不可直接用火烘烤食物。性冷的藥治不了熱極的病。性熱的藥也治不了冷極的病。這是因為水導致濕，火導致燥的原故。在平時食味方面，適宜減鹹增苦，以養心氣。冬月腎水味鹹，恐水克火，造成心臟生病，所以適宜養心。適宜住在慎密的房間裏，温暖衣衾，調理飲食，恰如其分地掌握冷熱。不要去頂冒觸犯寒風，老年人尤其要注意，恐怕寒邪引起感冒，引起咳嗽逆氣，麻痺昏眩等病。冬季陽氣在內，陰氣此外，老年人多有上熱下冷的毛病，不適宜洗澡沐髮。陽氣此時於內處於蘊藏的狀態，如果用湯火去逼，必然出大汗。高年骨疏肉薄，容易被外感觸動，引起外疾，不要過早出門，以免被霜雪所犯。早上起床後可以服醇酒一杯以禦寒。晚上服用消痰涼膈的藥物。以平和心氣，不令熱氣上湧。一定要忌房事。不要過多吃燒烤炙煿肉面餛飩之類的食物。

《雲笈七籤》說：冬季臨睡前，叩齒三十六次，呼喚腎神的名字，這樣可以安寧腎臟。早晨起床也是這樣做。《書》說：冬天裏，如果忽然感到很熱，不要勉強忍受，致春生時患，會導致時令性疾病。所以說：冬天受了熱，到春天就必然發溫病。【腎神的名字叫玄真。】

又説：在大雪中赤足做事，不可以馬上用熱水浸泡。被嚴寒侵犯而回，若寒未消，不能馬上就吃熱湯熱食，一定要等一會才行。

《金匱要略》説：冬夜睡覺腳伸直，就會使周身暖和。

《七籤》説：冬夜睡覺，如果被蓋太暖，睡醒即張開眼睛吐氣，把積毒放出去，這樣就可以不生病。

又説：冬天睡覺，頭應向北方，有好處。適宜讓足溫暖而不要捂頭。

冬夜時間較長，不要多吃硬性的食物和濕軟的果餅。吃完飯，必須做「百步摩腹法」以幫助消化，才睡覺。不然的話，會導致今後患腳氣病。

《本草》説：只有十二月才可以吃芋頭，其他月份吃了會發病。

《千金方》説：冬季三個月，每天適宜飲藥酒一二杯，立春後就停止。終身堅持，百病不生。

《纂要》説：鐘乳酒方，服了可以補骨髓，增加氣力，驅逐寒濕。處方是：地黃八兩，巨勝子一升，熬煮後搗爛；牛膝四兩，五加皮四兩，地骨四兩，桂心二兩，防風二兩，仙靈脾三兩，鐘乳粉五兩，甘草湯浸三日，更以牛乳一碗，將乳石放入瓷瓶內浸過，放在飯上蒸，等乳盡後傾出，用暖水淘淨，搗碎研細。上列各種藥為末，裝入絹袋裏面，用好酒浸泡在一個能裝三斗的罈子裏，五天之後就可以取出來飲服。從十月初一服起，直至立春這天停止。

冬氣寒冷，適宜食黍，以熱性治其寒。忌炙飲食和用火烤衣服。

冬季三個月，六氣十八候，都正行養藏之

令，人們應當閉精塞神，增強收斂掩藏的能力。

《瑣碎錄》說：冬月不要用梨攪拌熱酒飲用，會使人頭暈不能支持。

《金匱要略》說：冬季三個月，不要吃豬羊等動物的腎。

《七箋》說：冬月不能用冷物、鐵石作枕頭，或者烤焙暖後當枕頭用，否則使人視力昏暗。

《本草》說：冬月不要過多的食蔥，會令人發疾病。

十月修養法

孟冬之月，天地閉藏，水凍地坼。早臥晚起，必候天曉，使至溫暢，無泄大汗，勿犯冰凍雪積，溫養神氣，無令邪氣外入。卦坤，坤者，順也，以服健爲正，故君子當安於正以順時也。生氣在酉，坐臥宜向西方。

孫眞人《修養法》曰：「十月心肺氣弱，腎氣強盛，宜減辛苦以養腎氣。毋傷筋骨，勿泄皮膚，勿妄針灸，以其血澀，津液不行。十五日宜靜養獲吉。」

《內丹秘要》曰：「玄陰之月，萬物至此歸根復命，喻我身中陰符窮極，寂然不動，反本復靜。此時塞兌垂簾，以神光下照於坎宮，當夜氣未央，凝神聚氣，端坐片時，少焉神氣歸根，自然無中生有，積成一點金精。蓋一人之一身，元氣亦有升降，子時生於腎中，此卽天地一陽初動，感而遂通，乃復卦也。自此後，漸漸升至泥丸，午時自泥丸下降於心，戌亥歸於腹中。此卽天地六陰窮極，百蟲閉關，草木歸根，寂然不動，乃坤卦也。靜極復動，回圈無端，其至妙又在坤復之交，一動一靜之間，卽亥末子初之時。《陰符經》曰：「自然之道靜，故天地萬物生。」養生者當順其時而行，坤、復二卦之功，正在十月之間。陽不生於復而生於坤，陰中生陽，實爲產藥根本。」

【譯文】

冬季的第一個月為「孟冬」月，天地都處於閉藏狀態，水凍地裂，人們該早睡晚起，一定要等到天亮才起床。這樣會感到既温暖又舒暢。不要讓自己大汗淋漓，汗流浹背，不要受冰凍雪積的傷害，要温和地調養神氣，避免風寒等邪侵犯人體。在卦象上，屬於「坤卦」，坤就是柔順的意思，以扶持身體強健為主，所以，君子應當安於正以順時。生氣旺盛在酉時，人們坐臥的方向都宜向西方。

孫真人《修養法》說：十月人的心肺氣都很弱，腎氣強盛，適宜減食辛味和苦味以養腎氣。不要把筋骨損傷了，也不要暴露皮膚，不要隨便用針灸，以免造成血澀，而使津液不能正常分泌。十五日宜靜養，以獲得吉利。

《內丹秘要》說：在這個玄陰之月，萬物發展到此都歸入根本，完成生命的使命了，說明我們身上的陰氣也發展到了極點，一切都表現為靜止狀態，就是所謂寂然不動，反本復靜的意思。這個時候，我們應該少說話，把簾子放下來，將精神專注於丹田，當夜氣還沒有盡的時候，凝神聚氣，端坐片刻。一會兒，神氣就能歸根，自然無中生有而積成一點金精。在人的一身中，元氣也有升有降，在子時元氣生於腎中，這是天地間一陽初動，緊接著陽氣就開始擴大，這就是卦象中的「復卦」出現了。自此，就漸漸上升至「泥丸」，即人的大腦。到午時自泥丸又下降到心，到戌時和亥時，也就是一天的最後時辰，又回到腹中，這時天地間的六陰又走到了盡頭，百蟲停止了活動，草木歸根，寂然不動。這就是「坤卦」的特點了。但靜止到了極點又恢復動，回圈不斷。最妙的是，它又處在坤卦和復卦之間，一動一靜之際，即亥末子初之時。《陰符經》說；大自然的法則，最根本的就在於靜，才有天地萬物的生氣。養生的人，應當順應時令來修煉。「坤復」二卦的功勞正是在十月之間。因為一陽之氣不生於復卦而生於坤卦，坤土屬陰，而陰中生陽，這實在是道家煉內丹藥的根本。

十一月修養法

仲冬之月，寒氣方盛，勿傷冰凍，勿以炎火

炙腹背，毋發蟄藏，順天之道。卦復，復者，反也，陰動於下，以順上行之義也。君子當靜養以順陽生。是月生氣在戌，坐臥宜向西北。

孫眞人《修養法》:「是月腎臟正旺，心肺衰微，宜增苦味，絕鹹，補理肺胃，閉關靜攝，以迎初陽，使其長養，以全吾生。」

是月也，一陽來復，陽氣始生，喻身中陽氣初動，火力方微，要不縱不拘，溫溫柔柔，播施於鼎中。當撥動頂門，微微挈之，須臾火力熾盛，逼出眞鉛。氣在箕斗東南之鄉，火候造端之地。

【譯文】

冬季的第二個月，即仲冬之月，寒氣剛變得強盛，不要傷於冰凍，也不要用炎烈的火去炙腹背，不要去發掘已經冬眠蟄伏起來的生物，要順應天的法則來行事。復卦的意思就是反回，陰氣正動於下，以順應上行義。君子應當用靜養的辦法來順應陽氣的剛剛發動。這個月生旺之氣在戌，坐臥的方位都適宜向西北。

孫真人《修養法》：這個月腎臟正旺，心肺衰微，適宜增食苦味，不吃鹹味，補理肺胃。應關閉靜攝，以迎合初陽的升起，使它更好地發揚，使人的生機得到很好的保全。

這個月，一陽開始返回，陽氣開始發生，説明身上的陽氣初動，火力還很微弱，要採取既不放縱也不約束的態度，温温柔柔，讓它在我們體內好好滋長。其修養辦法：「當撥動頂門，微微挈之，一會兒，火力熾盛，逼出真鉛。氣在箕斗東南之鄉，火候造端之地。」

十二月修養法

季冬之月，天地閉塞，陽潛陰施，萬物伏藏，去凍就溫，勿泄皮膚大汗，以助胃氣。勿甚溫暖，勿犯大雪。宜小宣，勿大全補。衆陽俱息，勿犯風邪，勿傷筋骨。卦臨，臨者，大也，以剛居中，爲大亨而利於貞也。生氣在亥，坐臥宜向西北。

孫眞人曰：「是月土旺，水氣不行，宜減甘增苦，補心助肺，調理腎臟，勿冒霜雪，勿泄津液及汗。初三日宜齋戒靜居，焚香養道，吉。」

【譯文】

冬季的最後一個月，天地閉塞，陽潛陰施，萬物伏藏，應減少冷凍而取溫暖，不要過熱而使皮膚出大汗，以助長胃氣。既不要過份暖和，也不要受大雪的傷害。只適宜小補，不要大補。所有陽氣都處於潛息的狀態，不要犯風邪，不要傷筋骨。在卦中象屬「臨卦」，臨就是大的意思，以剛居中，信念堅貞的人大順大利。生旺之氣在「亥」，坐臥都宜向西北。

孫真人說：這個月土旺，水氣被克而不行，適宜減食甜味增加苦味，以補心助肺，調理腎臟。不要去頂冒霜雪，不要泄津液和汗。初三日，適宜齋戒靜居，焚香養道，才吉利。

古籍書局已出版書目

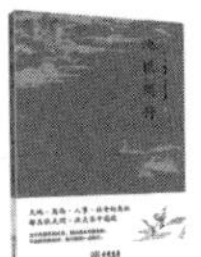

｜《漁樵問對》
｜古籍書局
｜定價：HK$58

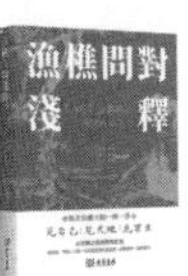

｜《漁樵問對淺釋》
｜古籍書局
｜定價：HK$68

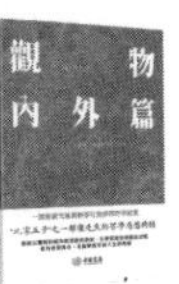

｜《觀物內外篇》
｜古籍書局
｜定價：HK$68

｜《村學究語》
｜古籍書局
｜定價：HK$68

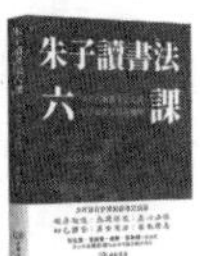

｜《朱子讀書法六課》
｜古籍書局
｜定價：HK$68

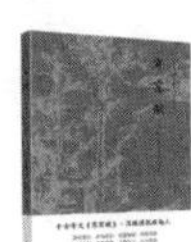

｜《寒窑賦》
｜古籍書局
｜定價：HK$58

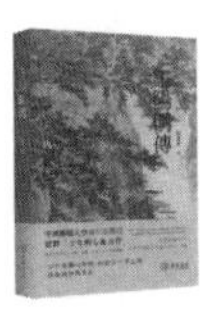

｜《王陽明傳》
｜古籍書局
｜定價：HK$78

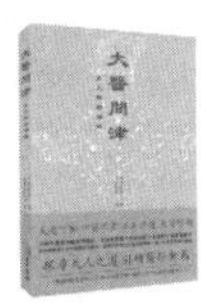

｜《大醫問津》
｜古籍書局
｜定價：HK$88

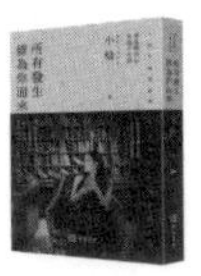

｜《所有發生，皆為你而來》
｜古籍書局
｜定價：HK$78

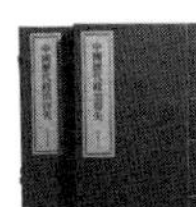

｜《中國歷代政治得失》
｜古籍書局
｜定價：HK$280

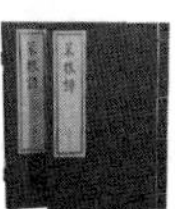

｜《菜根譚》
｜古籍書局
｜定價：HK$280

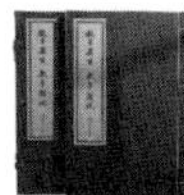

｜《教子要言　教子圖說》
｜古籍書局
｜定價：HK$280

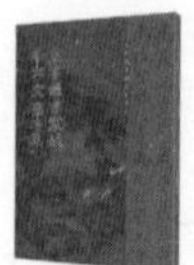

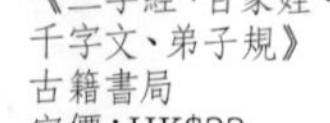

| 《三字經、百家姓、千字文、弟子規》
| 古籍書局
| 定價：HK$22

| 《大學　中庸》
| 古籍書局
| 定價：HK$28

| 《論語》
| 古籍書局
| 定價：HK$58

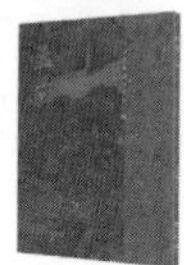

| 《孟子》
| 古籍書局
| 定價：HK$68

| 《道德經》
| 古籍書局
| 定價：HK$28

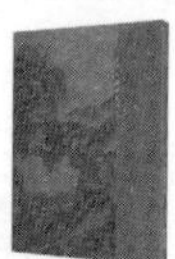

| 《了凡四訓》
| 古籍書局
| 定價：HK$32

| 《聲律啟蒙》
| 古籍書局
| 定價：HK$28

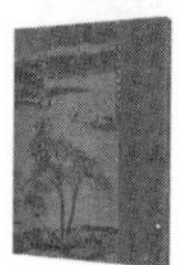

| 《笠翁對韻》
| 古籍書局
| 定價：HK$28

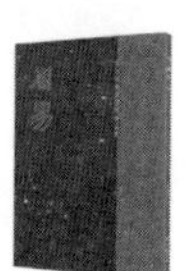

| 《周易》
| 古籍書局
| 定價：HK$58

| 《幼學瓊林》
| 古籍書局
| 定價：HK$58

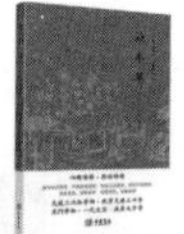

| 《錢本草》
| 古籍書局
| 定價：HK$58

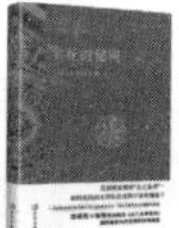

| 《金花的秘密》
| 古籍書局
| 定價：HK$48

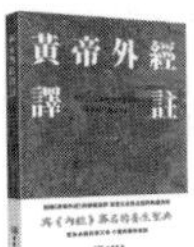

| 《黃帝外經譯註》
| 古籍書局
| 定價：HK$58

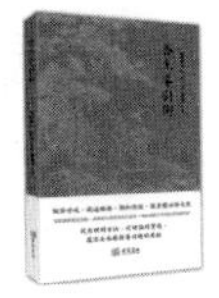

| 《養生導引術》
| 古籍書局
| 定價：HK$48

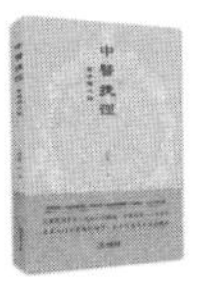

| 《中醫捷徑：醫學傳心錄》
| 古籍書局
| 定價：HK$48

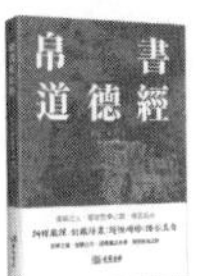

| 《帛書道德經》
| 古籍書局
| 定價：HK$58

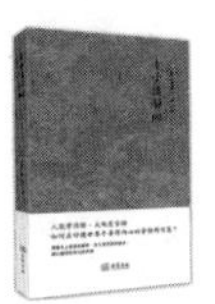

| 《老子清靜經》
| 古籍書局
| 定價：HK$48

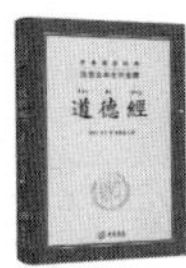

| 《注音全本全注全譯
道德經》
| 古籍書局
| 定價：HK$58

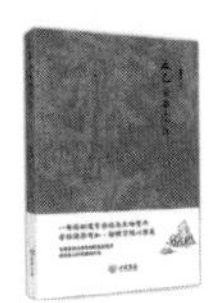

| 《太乙金華宗旨易解》
| 古籍書局
| 定價：HK$48